수술 권하는 정형외과의 비밀

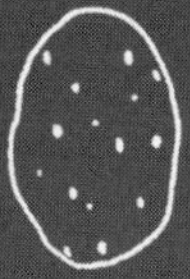

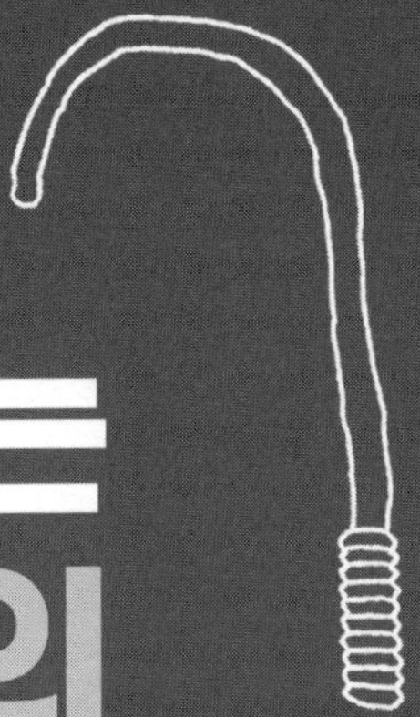

수술 권하는 정형외과의 비밀

아무도 알려주지 않는 관절 근육 통증의 진실

글 · 그림 황윤권

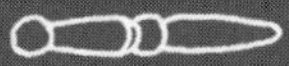
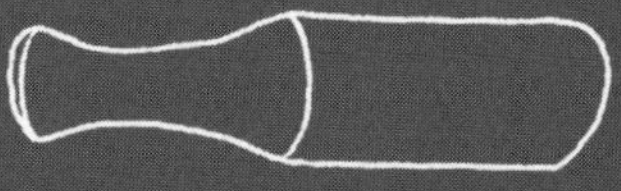

산지니

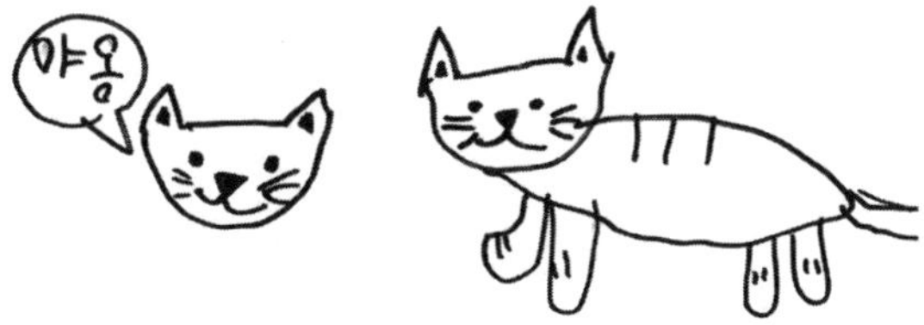

사랑스러운 손녀 혜린이는

"할아버지, 지금 책 쓰고 있어?"라고 가끔 물어 온다.

게으른 나를 일깨우는 순간이다.

사랑스러운 손주들.

혜린, 서진, 시아.

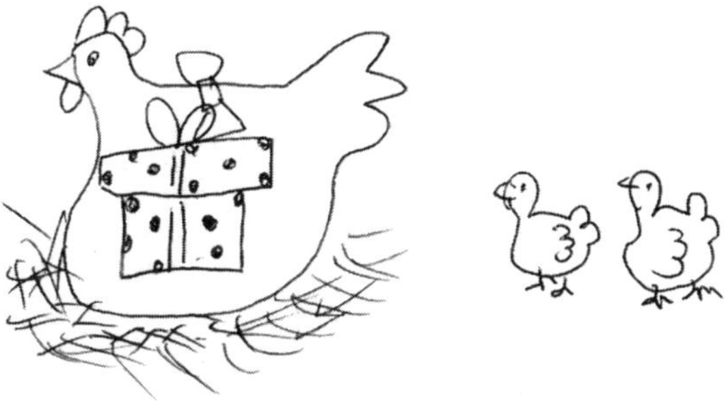

프롤로그

의술의 기본은 진실된 치료

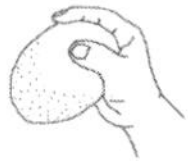

내가 처음 책을 펴낸 이후로 거의 10년이 되어간다.

그동안 허리, 무릎, 어깨 등의 흔한 증세로 고생하는 많은 환자들의 고통을 해결하고 도움을 드리기 위해 상업적이고 비도덕적인 의사들의 의료 행위와 환자들이 몰랐던 진실 혹은 비밀 들을 말해왔다. 간간이 언론에도 소개되어 잠시 이슈가 되기도 했다. 그러면 이제 상업적이고 비양심적인 의료행위가 판치는 이런 의료 환경들은 개선되었을까? 아니다.

세상은 여전히 바뀌지 않고 오히려 더 가속도를 붙여서 비도덕적이고 상업적인 의료행위가 대유행을 하고 있는 실정이다. 오늘도 아무 의미 없는 척추 디스크, 협착증으로 수술을 받고 있는 환자들도 있고, 여전히 어깨, 무릎 등에 과잉진료나 필요도 없는 수술 등이 계속되고 있다.

척추 수술 후에도 증세가 계속되면 “기다려보자”, 어깨 회전근개 파열로 수술을 하고 난 뒤 증세가 재발하면 “에이 힘들게 수술을 잘해 놨는데, 환자가 함부로 움직여서 또 파열됐네”라고 하면서 발뺌한다. 한술 더 떠서, “다시 수술을 하자”면서 사람 잡는 소리를 해대든가, 무릎 수술 후에도 증세가 좋아지지 않으면 원래 그렇다든지, 비싼 검사를 다시 해보고 재수술을 하자든지 해서 환자들을 힘들게 한다.

도대체 이들은 정말 환자들에게 도움을 주는 의사인가? 아니면 그냥 장사꾼들인가? 언론에 자주 등장하는 과포장된 의사들도 문제이다. 흔히 말하는 쇼닥터들도 환자를 위한 TV 출연이라기보다는, 자기 홍보에 더 열심인 경우가 많다. 이런 영상에 현혹되어 자칫 잘못하면 환자들이 비싼 비용을 쓸데없이 치러야 하는 경우도 많다. 마치 60~70년대 길거리 약장수들이 뱀을 이용하고 북을 치며 호객행위를 하는 것과 다름없다.

의료계 기득권 세력의 거대한 흐름 앞에 홀로 서 있는 나는 무력감을 느낄 수밖에 없다. 거대한 벽 앞에 홀로 서 있는 나는 이 벽을 깰 수 있을까? 지금으로서는 절대 불가능이다. 그렇지만 나는 포기하지 않을 것이다. 한 명의 환자에게라도 진정한 도움을 줄 수 있도록 계속 노력할 것이다.

이 글의 내용이 널리 알려지고, 환자들이 비도덕적이고 상업적인 의술의 문제점들을 깨닫고, 진실된 치료를 받게 되기를 바란다. 아울러 비도덕적이고 비양심적인 의사들이 부디 이 글을

읽고 마음을 고쳐먹기를 간절히 바란다.

이 책에 나오는 내용들은 정형외과만의 문제는 아니니다. 정형외과 질환들과 관계된 증세들을 다루는 신경외과, 재활의학과, 통증의학과, 한의원, 내과 등등의 다른 진료과들의 문제이기도 하다.

세상에는 나쁜 사람들보다는 좋은 사람들이 더 많다. 의사도 상업적이고, 비도덕적이고, 비양심적인 의사들보다는, 환자를 위해서 진심으로 노력하는 좋은 의사들이 훨씬 더 많다는 사실을 우리는 잘 알고 있다.

2022년 꽃 피는 봄날에

황윤권

| 차례 |

무릎

어깨

걷기

2부 | 알고 보면 근육이 원인인 병

두드려라

누르고 펴라

3부 | 정형외과의 진실

1부

허리 무릎 어깨

허리

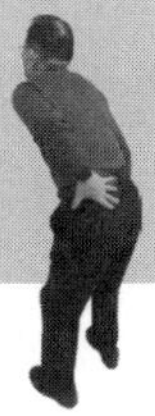

근육과 관절의 비밀 아닌 비밀

근육이나 연부조직(=뼈 이외의 근육, 힘줄 같은 부드러운 조직)은 원래의 부드러움이 항상 유지되기가 쉽지 않다. 여러 가지 이유로 그 부드러움을 잃고 굳어지게 되면 통증이나 다른 증세들을 일으킨다.

대부분의 이유는 같은 자세로 오랫동안 반복해서 근육을 긴장시키거나, 빠른 움직임에서 생겨나는 근육수축, 나이가 들어 근육이나 연부조직의 기능이 서서히 떨어지면서 만성적으로 굳어지는 퇴행성 변화들이다. 근육에 문제가 생기거나 기능이 약해지면 결국 그 근육이 있는 부위는 사용하기가 힘들어진다.

노인이 잘 걷지 못한다면? 그건 걷는 데 필요한 다리근육에 문제가 있는 것이다. 다리근육의 힘이 약하고 다리를 작동하는 기능이 없어졌기 때문이다. 이렇게 간단한 이유를 의사들은 다르게 생각한다. "척추가 약해서 그렇다", "디스크 때문이다", "협착증 때문이다"라고 말하면서 비논리적인 생각을 환자에게 주입시키고 돈을 번다.

관절의 기능은 연결되는 부위의 움직임을 가능하게 하는 것인데, 이런 관절 운동은 근육이 있어야 가능하다. 관절 자체가 저절로 작동할 수는 없다. 관절 기능에 문제가 생겼다는 것은 대부분 그 관절을 움직이는 근육과 힘줄에 문제가 있다는 것이다. 그래서 관절을 진찰할 때는 당연히 근육과 힘줄 등의 연부조직을 먼저 관찰해야 한다.

우리 몸의 사지와 등, 허리에 생겨나는 통증 등등의 여러 증세는 대부분 뼈와는 무관한 근육, 힘줄 같은 연부조직의 문제이다. 이 내용을 꼭 기억하자!

허리통증 치료의 비밀

허리가 아프면 환자들이 정형외과도 가고, 신경외과도 가고, 통증클리닉, 한의원에도 간다. 뭐, 심각하지 않은 가벼운 허리통증 증세는 어디에서 치료를 해도 잘 낫는다. 이 말은 아무렇게나 치료를 해도 잘 낫고, 어떤 면에서는 특별한 치료 없이 좋아질 수 있다고도 할 수 있다. 이런 경우는 허리근육이 이런저런 긴장으로 잠시 굳어져 통증을 일으켰다가 일상생활의 움직임 속에서 저절로 다시 부드러워지면서 증세가 쉽게 치료되는 것이다.

문제는 움직일 수 없을 정도로 심한 허리통증이나, 생활에 지장을 주는 경우, 혹은 노인들의 만성적인 허리통증이다.

앞의 가벼운 증세와는 다르게 이런 경우에는 어떤 치료를 해도 통증이 잘 낫지 않는다. 왜일까? 치료를 잘못해서일까? 아니다. 의사나 혹은 다른 치료자들이 이런 허리통증에 대해서 잘 모르고, 엉뚱한 치료를 하고 있기 때문이다.

허리통증을 치료하는 의사들이 잘 모른다고? 에이 설마. 그런데 설마가 사람을 잡는다.

여기에 허리통증 치료의 비밀이 있다. 심한 허리통증이나 만성적인 통증이 있으면 의사들은 허리의 척추를 들먹이며 그곳에 원인이 있다고 설명을 한다. 그래서 디스크도 들먹이고 협착증도 들먹이고 하면서 X-ray, MRI, CT 검사를 하고 척추에 온갖 치료를 한다. 그런데 이런 치료는 일시적으로 증세가 좋아졌다가도 다시 원래 증세로 돌아온다.

왜 그럴까? 심한 허리통증이나 노인들의 만성 허리통증은 척추와는 무관하게 허리근육의 문제이기 때문이다. 해부학적으로 허리근육이 잘 굳어지는 자리도 대개는 일정하다.

심한 허리통증은 근육의 긴장이 한꺼번에 생겨서 심하게 굳어진 경우이다. 급성으로 종아리 근육에 쥐가 내리는 경우와 같

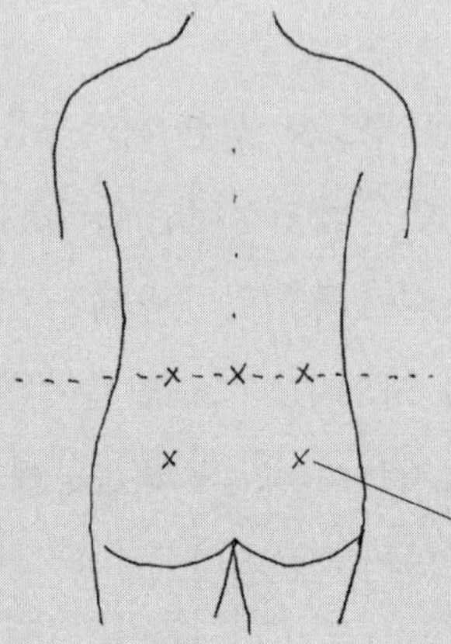

허리와 엉덩이 근육이 잘 굳어지는 곳들

은 원리이다. 노인들의 만성적인 통증은 세월과 함께 계속해서 근육이 약해지고 부드러움이 없어지고 굳어져서 움직임도 힘들어지고 통증도 생기는 것이다.

이런 경우들은 심하게 굳어진 근육을 스트레칭, 체조, 두들기기, 눌러주기, 안전한 근육운동 등의 적극적인 치료법으로 관리해야 좋아진다. (두들겨서 근육을 부드럽게 하는 것은 예전에 어머니들이 딱딱하게 마른 명태를 참방망이로 두들겨서 북어포를 부드럽게 만들었던 것과 같은 원리이다.)

이런 근육 관리법들은 대부분 시간도 많이 걸리는 데다 치료

자체가 더 고통스럽고 불편한 과정이라서 쉽지는 않다. 무엇보다 중요한 것은 환자 스스로 이런 치료들을 해나가야 된다는 것이다. 그런데 환자들이 의사를 믿고 따르기도 쉽지는 않다. 나는 환자들에게 시간이 걸리고 괴롭더라도 도전해서 이겨나가라고 말한다. 치료를 위한 동작을 하나하나 설명해주고, 운동과정을 조금씩 함께하며 풀어가면 아무리 심한 경우도 대부분 1~2주가 지나면 호전되기 시작한다.

허리통증으로 힘들었던 환자들이 좋아지는 과정을 신기하게 생각하고, 반신반의하면서도 믿고 따르면 어느새 점점 좋아지고 있는 자기 자신을 느끼게 된다. 그때, 나는 말한다. 지금까지 경험한 것을 잊지 말고 평생 습관이 되게 해서 무기로 삼아 생활해나가라고.

세 가지 기본

- 환자 스스로 고쳐내고, 관리해나간다. (그러니 의사가 고쳐준다는 설명이나 비싼 검사, 비싼 치료를 조심해야 한다. 스스로 고쳐나가는 병이니까 엉뚱하게 돈을 쓸 필요도 없다.)
- 오랜 세월 쌓여온 근육의 긴장, 앞으로도 계속 퇴행하며 약해지는 허리근육의 변화를 평생 습관처럼 관리해야 한다. (그래서 금방 고쳐주는 의사나 치료법들을 조심해야 한다.)
- 더 아프고 괴롭도록 해야 한다. (당장 허리를 안 아프게 해주

고 편안하게 해주는 치료들을 조심해야 한다.)

이 세 가지 기본은 허리 외에도 무릎, 어깨 같은 대부분의 정형외과적 증세에 동일하게 적용된다. 이 기본들도 꼭 기억하자!

허리통증은 허리근육의 문제이다. 허리 척추뼈와는 아무런 관계가 없다. 척추와 허리통증이 아무런 관계가 없다는 사실은 아주 중요하다. 꼭 잊지 말고 기억해야 한다. 그래야 엉터리 허리통증 치료에 휘둘리지 않는다.

척추뼈가 삭아서, 다 내려앉아서 치료가 안 된다는데?

허리통증을 호소하는 노인들 중에는 “다른 병원에서 검사한 결과 척추뼈가 삭아서, 다 내려앉아서 수술도 안 되고, 더 이상 치료할 방법이 없다”라는 말을 들었다면서, 그런데도 좋아질 방법이 있을까? 하고 절망적인 얼굴로 물어 온다. 나는 이런 환자들에게 조금은 과장되게, “걱정 말라, 다 좋아질 수 있다”라고 말한다.

우선은 머릿속에 있는 척추 문제부터 지워버리라고 설명한다. 나이가 들어가며 정상적으로 늙어가는 과정에서 원래의 척추 높이는 자연스럽게 줄어든다. 이마에 주름이 깊어지는 것처럼 척추뼈에도 불규칙한 뼈주름이 생겨나는 지극히 자연스러운 변화를 가지고 의사들이 난리 치는 것뿐이다.

이런 경우도 척추와는 무관하게, 조심스러운 허리근육 스트레칭과 테니스공(혹은 마사지볼)을 허리 밑에 깔아놓고 부드럽게 눌러서 근육을 풀어나가고, 걸을 때의 주의점이나 점진적인 허리근육 강화운동의 방법 등에 대해 말해주면서 도전하라고 설명해준다. 서서히 회복되는 환자들은 "어째 이럴 수가 있나"며 좋아하면서 반문하기도 한다.

알고 보면 간단하다. 늙어가는 허리근육을 부드럽게 하고, 힘을 키워서 기능을 회복시키는 것이다. 좋은 약이나 좋은 주사, 좋은 시술, 좋은 수술 그런 것들은 이런 환자들과 전혀 관계가 없는 것들이다.

꼼꼼하게 자기의 허리증세를 말하는 환자들에게 뭉뚱그려서 "아, 그건 다 척추의 문제"라고 겁주듯이 선포하며 설명하는 척추전문 의사들의 말은 다 거짓말이다. 그런 척추의 병명들은 의사들의 상상 속에만 있는 내용을 정말 그런 것처럼 내뱉는 것뿐이다. 그래서 환자들이 비싸고 엉뚱한 검사와 치료에 돈과 시간을 낭비하게 만든다. 이런 의사들이 엉터리이고, 상업적인 의사들이다. 문제는 이런 엉터리 의사들이 세상에 너무 많다는 것이다.

디스크나 협착증은 엉터리 병명이다!

디스크나 협착증은 정말 '있는' 병일까? 결론부터 말하면 '없는' 병이다. 허리디스크, 요추협착증, 목디스크 등을 줄여서 디스크, 협착증이라고 부르는데, 누구나 일상적으로 흔히 사용하는 병명이고, 수많은 환자들이 이런 증세들로 고생하고 있다. 어, 그런데 '없는' 병이라니? 정신 나간 사람의 헛소리처럼 들릴 수도 있을 거다.

주위를 둘러보자. 수많은 환자들이 허리, 목, 팔, 다리가 아프고, 팔다리가 땡기고 저리고 하는 우리가 잘 알고 있는 디스크, 협착증의 증세들을 호소하고 있다. 좀 더 자세히 둘러보자. 환자 수만큼 많은 전문가, 소문난 명의, 다양한 치료법, 즐비하게 늘어서 있는 병원, 인터넷에 쏟아지는 엄청난 광고와 정보. 그런데도 시원하게 병을 고쳤다는 환자는 보기 어렵다. 치료를 받고 나서 금방 좋아진 경우도 나중에는 다시 똑같은 증세로 고생하는 경우가 대부분이다.

의사들이 말하는 걸 들어보면 디스크가 튀어나와 척추신경을 눌러서 생기는 디스크, 척추관이 좁아져 신경을 눌러서 생긴다는 협착증 증세들은 원인도 뚜렷하고 치료방법도 이미 다 정해져 있는 것 같다. 그런데 이들이 말하는 원인과 치료법대로 해봐도 잘 낫지 않는다. 결국에는 수술을 해서 튀어나온 디스크를 제거하고 좁아진 척추관을 넓혀도 낫지 않는다. 그렇게도 뚜렷한 원인을 근본적으로 확실하게 제거했는데, 왜 나아지지 않을까?

의사들이 헛다리를 짚고 있기 때문이다.

디스크나 협착증이 엉터리 병명이라는 가장 중요한 증거는 그들이 주장하는 대로 치료를 해도 낫지 않는다는 점이다. 또 중요한 사실은 척추와는 무관하게 허리, 다리의 굳어진 근육을 부드럽게 하고 근육운동을 하면 이런 증세가 좋아진다는 점이다.

허리의 아픈 곳을 깊게 눌러보면 통증이 심해지는 곳이 있다. 또 엉덩이의 아픈 곳을 깊게 눌러보면 통증이 심해지는 곳이 있다. 다리의 이곳저곳을 누르면 가장 아프고 찌릿한 저림 증세가 생겨나는 곳도 있다. 이렇게 통증을 느끼는 자리가 환자들의 증세를 일으키는 곳이다. 근육이나 신경이 굳어져서 증세를 만들어내는 곳이다. 돌멩이나 방망이, 테니스공, 지압봉 등을 이용해서 이런 곳을 두들겨주거나, 깔아 놓고 몸무게로 누르거나, 지압봉으로 찌르듯이 눌러서 부드럽게 해주고, 허리, 다리 스트레칭으로 굳어진 몸 전체를 풀어가면 증세는 해결된다. 병원에 가지 않아도 되고 돈도 쓸 필요가 없다.

좀 더 이론적으로 확실한 증거들을 보자.

첫째, 디스크나 협착증으로 신경이 눌린다고 설명하는데 실제로 수술할 때 보면 신경이 눌려 있는 소견을 볼 수 없다. 우선 디스크는 물렁한 조직이라서 신경을 누를 수가 없다. 협착으로

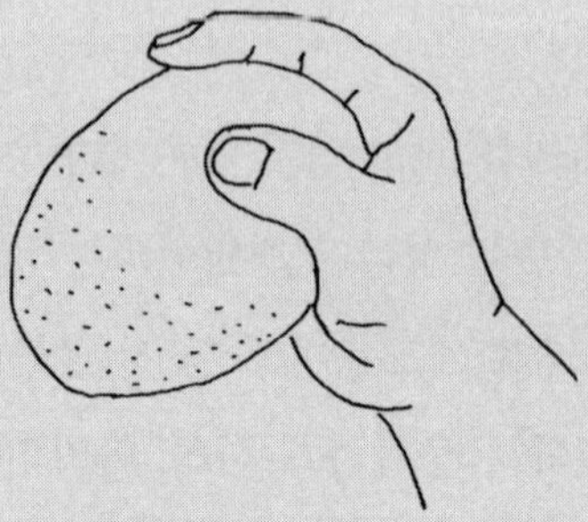

두들기기에 사용하는 돌멩이

좁아진다 해도 척추 내의 여유 공간과 신경을 둘러싸는 척수액을 포함하여 세 겹의 막으로 되어 있는 완충보호장치 때문에 신경 자체를 누를 수는 없다. 그들이 설명하는 대로 디스크나 협착이 신경을 누를 수는 없는 것이다. 이들이 진단의 기준으로 삼는 MRI, CT 등의 소견은 신경 자체가 눌려 있는 것이 아니라 신경막을 누르고 있는 것이다. 이걸 보고 호들갑을 떨면서 마치 대발견이나 한 것처럼 "당신은 디스크다, 협착증이다"라고 떠들어댄다.

둘째, 허리가 아프고, 엉덩이가 아프고, 다리가 아프고 저리는 증세는 척추와는 아무런 상관이 없다. 허리 근육이 아프고, 엉덩이 근육이 아프고, 다리 근육이 아프고, 그렇게 아픈 곳에서 저린 증세도 나오는 것이다. 이 대목은 아주 중요하고, 치료에도 극적인 효과를 볼 수 있는 내용이기 때문에 꼭 기억하자.

셋째, 통증은 감각인데 감각신경은 뇌를 향해 위로 전달되는 일방통행만 있다. 디스크나 협착증으로 척추에서 신경이 눌린다고 가정해도 뇌가 아닌 아래쪽으로, 즉 엉덩이나 다리에 일정하게 통증을 만들어낼 수는 없다.

또 다른 증거도 볼 수 있다.

- 디스크가 튀어나와서 신경을 누르고 있다는 검사소견이 나왔어도 나중에 다시 검사를 해보면 신경을 누르고 있던 디스크가 흡수되고 사라져버린 경우를 자주 볼 수 있다. 증세는 그대로 남아 있는데 말이다.
- 오른쪽 엉덩이가 아프고 다리가 땡기는 증세로 검사를 했는데, 어? 검사소견은 왼쪽 디스크가 튀어나와 있는 경우도 있다.
- 엉덩이가 아프고 다리가 땡기고 저리는, 그들이 말하는 전형적인 디스크, 협착증 증세인데 MRI, CT 등의 검사에서 아무런 소견이 없는 경우도 많다. 그래서 괜찮단다. 뭐가 괜찮은 거지? 지금 당장 아픈 환자의 증세가 괜찮다는 말인지, 검사 기계가 훌륭하다는 뜻인지?
- 전혀 디스크나 협착증 증세가 없는 사람이 우연히 복부 MRI 검사를 했을 때 나타나는 디스크나 협착 소견은 뭐지?

의사들은 자기들의 이론에 맞지 않는 이런 검사 소견과 환자 증세의 상관관계에 대해서 얼버무리기만 한다. 똑부러진 대답은 들을 수 없다.

왜? 그들도 모르기 때문이다. 속으로는 엄청 당황하고 있으면서 말이다. 그래도 곧 그런 골치 아픈 일은 잊어버리고, 입맛에 맞는 디스크, 협착증 환자들을 만들어내는 일에 열중한다.

의사들은 왜 이런 소견들을 디스크나 협착증이라는 병명을 만들어 붙이며 난리일까? 이론적으로 원인과 결과가 전혀 설명이 안 되는 증세인데? 사실은 자기들의 머릿속에 있던 상상을 디스크나 협착증이라는 환상 속 괴물 같은 틀에 그럴싸하게 끼워 맞춰 넣어서 '바로 이거야!'라고 선포해버리는 것이다. 왜? 돈이 되기 때문이다.

디스크나 협착증이라는 병명이 탄생한 이후 의사들은 바빠지기 시작했다. 검사, 수술을 비롯한 다양한 치료법은 어느 것 하나 저렴하지 않다. 지금은 모르겠지만 10년 전, 유명 척추전문병원 봉직의사가 한 달에 월급 5~6천만 원을 받는다는 이야기를 직접 들었다. 그 정도 월급(인센티브 포함)을 받으려면 얼마나 많은 환자를 상대해야 할지.

우리가 상식적으로 알고 있는 디스크, 협착증은 '없는' 병이고, 허리, 엉덩이, 다리가 아프고 땡기고 저리는 증세들은 증세가 있는 부위마다 근육의 부드러움이 없어져서 생겨나는 것이다.

그들이 말하는 척추하고는 아무런 상관이 없다. 그들은 척추전문가라는 가면을 벗고, 언젠가는 대답해야 할 것이다. 그들이 말하는 척추 신경과는 무관하게 허리, 엉덩이, 다리 근육을 부드럽게, 튼튼하게 하고, 근육운동을 하면 이런 증세들이 왜 좋아지는지를!

디스크나 협착증의 시술이나 수술로 이름난 명의나 대가 혹은 수많은 전문가들 가운데는 존경받아야 하는 것이 아니라 악덕 장사꾼으로 욕을 먹어야 되는 사람이 많다. 물론 이런 의사들이 욕을 먹는 세상은 쉽게 오지 않을 것임을 잘 알고 있다.

이런 의사들의 특징은 상대를 가리지 않는다는 점이다. 의료보호 환자, 즉 생활보호대상자 같은 경제적으로 힘든 환자들에게도 자비심 없이 칼을 휘두른다. 오히려 더 무자비하게 돈을 뜯어낸다. 사실이냐고? 허, 이런 환자의 경우는 널리고도 널려 너무나 많다. 에구, 마찬가지로 이런 식으로 돈을 버는 의사도 널리고 널려 있다.

디스크나 협착증이 없다는 진짜 증거들

디스크나 협착증이 없다는 나의 이론적인 설명은 일반 환자들이 받아들이기에 좀 어려울 수도 있다. 환자들은 말한다. "아,

모르겠고, 디스크나 협착증이 있는 것이건 없는 것이건 우리한테는 중요하지 않아. 어찌 됐든 이런 증세들을 고치기만 하면 되지 뭐."

실제로 나의 진료실을 방문한 환자 가운데도 이런저런 설명을 듣고 귀찮아하는 분이 많았다. 그러면 이렇게 저렇게 해서 굳어진 근육 부위를 풀어가라고 차근차근 설명을 한다. 환자들은 속는 셈 치고 설명을 들은 대로 열심히 굳어진 근육들을 두들기고, 눌러주고, 체조를 한다. 그렇게 해서 서서히 상태가 좋아지면 아주 놀라게 되는데, 이 환자들이 경험한 것들이 진짜 증거다.

정형외과학회 논문에 디스크나 협착증을 치료한 결과를 숫자로 제시한 통계들 가운데는 믿을 수 없는 것이 많고, 논문 저자의 입장에서 비교적 단기간의 수술 후 효과에 대한 보고가 많다. 반대로 장기간 추적(long term follow-up)의 결과는 거의 없다. 왜냐하면 장기간으로 갈수록 결과는 원래 증세가 재발하거나 그대로이기 때문이다.

가장 정확한 진짜 결과는 오랫동안 환자들이 직접 경험한 것들이다. 만약 내 주장의 진위 여부나 디스크와 협착증 환자들의 결과를 알고 싶으면 내가 진료한 환자들을 무작위로 만나서 물어보고 확인하면 될 것이다. 내가 특정한 환자나 특별한 결과를 보지 말고, 나의 의원에서 나오는 환자를 아무나, 아무 때나 만나서 그 결과를 확인하면 될 것이다. 단, 적어도 3~4주 이상

장기적으로 스스로 치료를 해본 환자들의 이야기에 집중해주기 바란다. 나는 디스크나 협착증에 대한 생각이 바뀐 이후로 척추 전문 의사들이 말하는 디스크나 협착증 환자들을 단 한 명도 보지 못했다.

거꾸로의 역사

세상은 진리나 바른 것들을 증명하기 위해 오랫동안 힘든 세월을 거쳐왔다. 지구의 자전은 과학적인 사실이지만 여러 이유로 무시되고, 지구 자전설을 주장한 많은 과학자들은 오랜 기간 무시당하고 핍박받았다.

허리 디스크는 약 90년, 허리 협착증은 공인된(1976년) 이후로 약 40년 정도의 역사를 가지고 있다. 몰랐던 사실을 공표하는 것은 비슷한 것 같지만, 사실을 사실대로 밝혀내는 지구 자전설과, 없는 사실을 있는 것처럼 말하는 척추 관련 디스크나 협착증 같은 엉터리 이론은 전혀 다른 것이다.

학문적으로 증명해도 인정받지 못한 지구 자전설과 이론적으로 엉터리 중에 엉터리인데도 학자들로부터 무조건 환영받는 디스크, 협착증은 어떻게 다를까? 과학자들이 아무리 떠들어도 우리가 느끼기에는 태양이 지구를 향해 떠오르는 것 같다. 그렇지만 교과서에 공인된 사실로서 지구가 태양 주위를 돈다는 것을 알고 있다. 반대로 허리 통증, 엉덩이 통증, 다리 땡김 등의 증세는 의사들이 설명하듯이 척추에서 온다는 설명을 너무나 철석같이 받아들인다.

왜 무작정 믿게 됐을까? 훌륭한 의사들이 거짓말할 것 같지는 않기 때문이다. 우리가 느끼지는 못하지만 매일 지구는 엄청난 속도로 태양 주위를 돌고 있다. 의사들이 말하는 허리, 엉덩이, 다리 증세의 주원인은 척추와는 아무런 관계가 없고, 증세를 일으키는 허리, 엉덩이, 다리 각각의 근육이 문제이다.

이런 얘기는 실감이 나지 않기에, "뭐라고 근육이라고? 에이…." 이렇게 생각할 수 있다. 왜? 너무나 그럴싸하지 않기 때문이다. 이런 얘기들의 증명이 필요하다면, 척추와 무관하게 아픈 부위를 깊게 눌러서 다 확인할 수 있다. 너무나 간단한가? 아마 역사 속 과학자들도 이렇게 간단한 것을 쉽게 이론적으로 증명하여 알고 있었지만, 세상이 그들을 받아들이지 않았을 것이다.

그 이유가 종교적인 건지 정치적인 건지 모르겠다. 나의 생각—디스크나 협착증은 없다는 생각—은 세상에서 아무도 관심이 없다. 그 이유는 기득권 의사 세력, 명예를 쉽게 얻는 세력, 돈이면 뭐든지 하는 생활에 익숙한 의사들 때문이다.

나는 앞으로도 계속 기다릴 것이다. 이 세상에 허리 디스크나 협착증이라는 단어가 사라질 때까지. 그리고 나는 매일 떠오르는 태양을 보며 생각한다. 지구가 태양을 향해서 오늘 아침도

돌아가고 있다는 사실을.

허리를 뒤로 젖히면 척추협착이 심해진다?

허리를 뒤로 젖히면 척추협착이 심해져서 신경을 누르고, 허리를 앞으로 숙이면 디스크가 튀어나와 신경을 누른다? 뭔 이런 어이없는 소리를 병원에서, 그것도 전문가라는 사람이 하는가. 척추는 이런 의사들이 말하듯 밀가루 반죽같이 늘어났다 줄어들고, 날름거리는 혀처럼 변하는 구조물이 절대 아니다. 반대로 어떤 움직임에도 척추 내의 신경이 안전하게 자리할 수 있도록 여러 겹으로 둘러싸여 보호받고 있다.

좀 더 자세히 보자. 다리로 내려오는 척추신경은 제4 요추에서 나오는 일부분과 함께 제5 요추, 제1, 2, 3 천추에서 대부분 나온다.

제4, 5 요추, 제1, 2, 3 천추는 상대적으로 움직임이 많은 제1, 2, 3 요추와는 달리 거의 움직임이 없거나 안전하게 고정돼 있는 척추부위이고 척추신경도 함부로 눌려지지 않게 되어 있다.

이들이 말하는 것처럼 척추신경이 일상생활의 움직임 속에서 이렇게 쉽게 눌릴 수 있다면 우리 주위에는 온통 신경마비 환자로 가득 찰 것이다. 그들이 말하는 대로라면 일반 성인들보다 왕성한 활동을 하는 어린이, 청소년들은 100% 척추신경 문제로

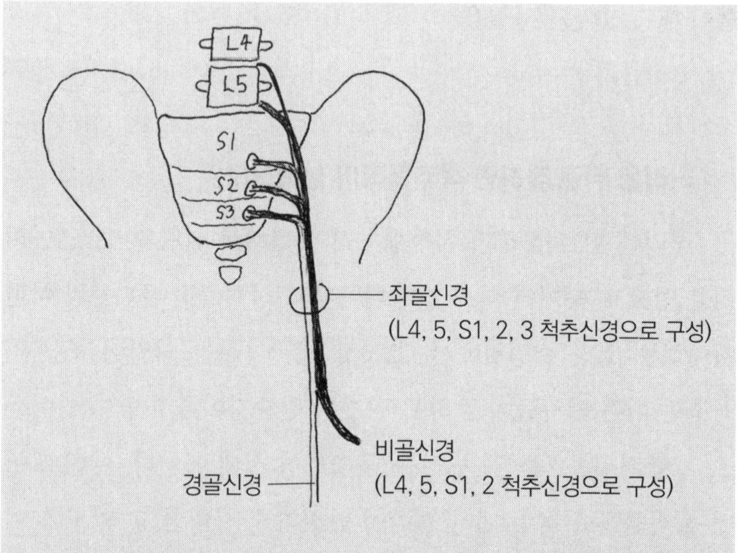

제4, 5 요추, 제1, 2, 3 천추 다섯 군데의 척추에서 나오는 신경

다 고생을 해야 될 것 같다. 하지만 그런 일은 해부학적으로 거의 일어나기가 불가능하다.

허리를 앞으로 많이 숙이고 뒤로 완전히 젖히는 것처럼 평소에 하지 않던 움직임을 하려면 허리, 엉덩이, 다리의 근육이 부드럽게 잘 늘어나고 줄어들어야 가능하다. 그런데 이미 만성적으로 이런 근육이 굳어 있거나 노인성 변화 등으로 굳어 있는 사람들은 허리를 앞으로 숙이고 뒤로 젖히는 동작에서 근육이 부드럽지 않아 허리, 엉덩이, 다리의 통증 같은 증세를 만들어낸다.

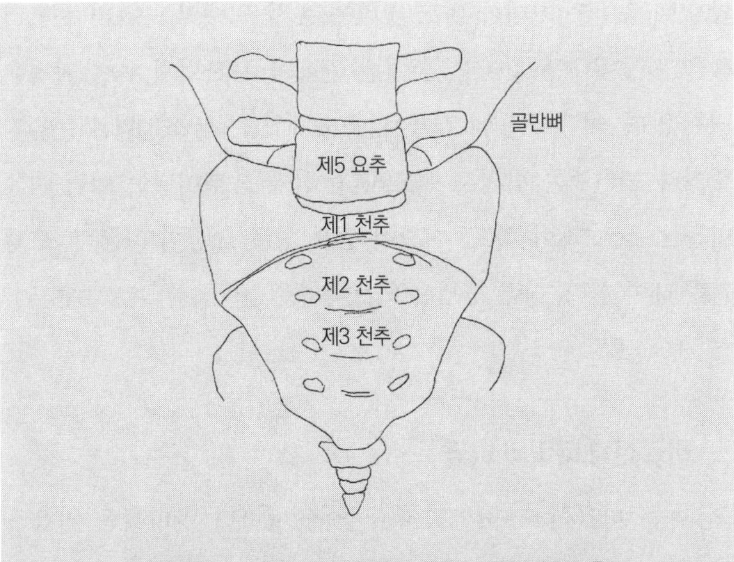

고정되어 있는 천추와 거의 움직임이 없는 제5 요추

척추의 디스크나 협착증과는 전혀 무관한 증세이다.

그런데 환자들은 의사들이 그럴싸하게 설명하는 것에 속아 넘어가, 증세를 만들어내는 이런 동작을 조심하며 지내게 된다. 그러지 않아도 굳어져가는 근육을 움직임 없이 모셔놓으니 근육은 점점 부드러움이 없어지고, 증세는 더 악화되기만 한다. 이럴수록 의사들은 더 조심, 조심을 외치면서 근육의 기능을 떨어뜨린다.

이 환자들에게 필요한 것은 고통을 참으며 허리를 완전히 앞으로 숙이고 최대한 뒤로 젖히는 동작을 해서 근육의 부드러움을 만들어내는 것이다. 굳어진 근육을 부드럽게 하는 과정은 쉽지 않다. 이런 운동에 곁들여, 증세가 있는 국소부위를 두들겨 주거나 눌러주는 방법도 필요하다. 한계를 뛰어넘는 이런 치료법은 스스로 해야 하고, 시간이 필요하고, 고통이 따른다. 그렇지만 해야 한다. 다른 방법은 없으니까.

비골신경 마비의 비극

나는 비골신경 마비 환자들을 볼 때마다 안타까운 마음을 금할 수가 없다. 비골신경과 관계된 지금의 상황은 차라리 의사가 없는 게 더 나을 정도이다. 찬찬히 비골신경이 무엇인지부터 알아보자. 비골신경은 제4, 5 요추와 제1, 2 천추에서 나오는 신경가지, 즉 네 군데 척추에서 나오는 척추신경이 모여서 만들어진다. 이 신경은 무릎에서부터 비골이라는 뼈의 머리(=비골두) 바로 아래를 지나간다.

그런데 비골신경은 비골두 아래를 지날 때 바로 피부 밑에서 얕게 지나가기 때문에 신경이 굳어진 힘줄이나 근육에 쉽게 눌려 마비 혹은 신경증세가 잘 나타난다.

비골신경은 무릎 아래 다리(=하퇴)의 바깥쪽과 발등의 감각, 발가락이나 발을 위로 올리는 운동에 관계한다. 대표적인 마비

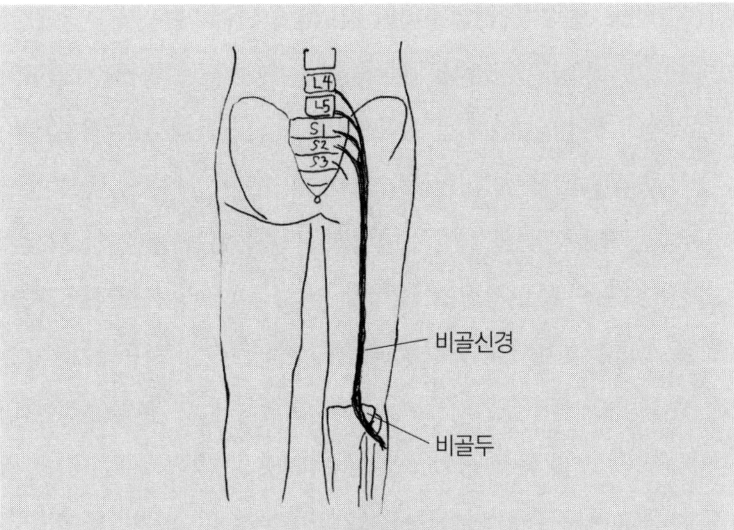

비골신경

증세는 엄지발가락을 올리는 힘이 약해진다든지 발등을 올리는 것이 힘들어지는 것이다. 더 심하게는 발이 완전히 처지는 풋드롭(foot drop) 증세가 올 수도 있다.

이런 비골신경 마비 증세의 치료는? 엄청나게 간단하다. 비골신경이 눌리는 곳, 즉 비골두 아래 부위를 두들겨서 신경을 압박하는 연부조직을 부드럽게 해주면 된다.

좀 더 잘하려면 하퇴의 바깥쪽도 두들겨주고, 발등의 여러 곳을 지압봉으로 눌러주면 좋다. 발가락 위로 올리기, 발등 위로 올리기 운동도 꼭 같이 해주면 된다. 대부분 증세가 시작되고 나

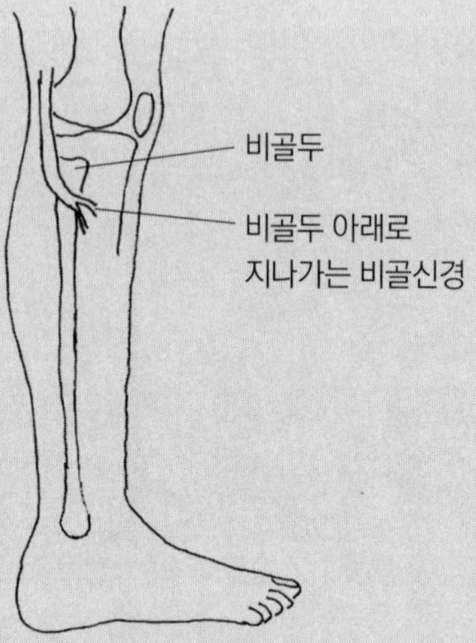

비골두 근처의 비골신경

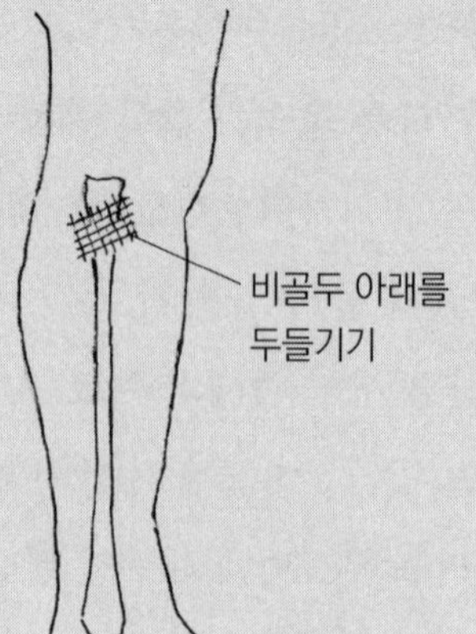

비골신경 부위 두들기기 부위

서 2~4주 정도면 완전 회복이 가능하다.

이렇게 간단하게 비골신경 마비 증세를 해결할 수 있는데, 안타깝게도 비극적인 상황이 흔히 벌어진다. 이 비극은 의사들 때문에 일어나게 되는데, 비골신경 마비 증세로 병원을 방문하면, 전문가라는 의사들이 아, 이 증세는 척추에서 신경이 눌려서 생겨난 것이니까, 빨리 수술을 해서 치료해야 된다고 한다. 아무것도 모르는 환자는 덜컥 겁을 먹고 수술을 받는다.

어? 그런데 수술을 하고 나도 증세는 똑같다. 의사에게 물어보면 수술은 잘되었으니까 좀 더 기다려보자고 한다. 기다려봐도 낫기는커녕 그대로다. 의사는 신경이 너무 오래 눌려 있어서 그렇다고 하며 또 기다려보자고만 한다. 그러는 사이에 세월은 흘러가고, 마비는 점점 심해져간다.

왜 그럴까? 독자 여러분이 듣기에도 비골신경은 척추에서 나오니까, 척추에서 신경이 눌려 마비 증세가 생겼다는 말이 그럴싸하게 받아들여질 수 있다. 그런데 비골신경은 네 군데의 척추에서 나오는 신경가지가 모여서 만들어진다. 척추에서 생기는 원인으로 다리에 있는 비골신경 증세가 생기려면 이 네 군데의 척추가 다 막혀야 한다.

이런 일은 있을 수 없다. 만약 있다고 하면 척추에 어마어마한 손상을 동시에 입어야 가능한 일이다. 그런데 의사들은 살짝 한 군데 눌려 있는 것 같은 검사소견을 보고 척추가 원인이라고 생각한다. 엉뚱한 척추에 신경을 쓰는 동안 세월은 가면서 비골두 아래에서 눌리고 압박받는 비골신경의 상황은 계속 진행하니까 마비는 더 심해지는 안타까운 일이 벌어지는 것이다.

신경이 눌리고 회복되는 골든타임은 약 4주에서 6주 사이이다. 이 시기를 놓치면 평생 비골신경 마비 환자로 살아야 한다. 이 비골신경과 마찬가지로 다리에 있는 신경들은 여러 군데 척추에서 나오는 신경가지들이 모여서 이루어진다. 의사들이 말하는 대로 척추에서 디스크나 협착증으로 신경이 눌려 엉덩이나 다리에 신경 증세를 만들려면 여러 군데의 척추신경이 동시에 막혀야 한다.

목디스크도 마찬가지다. 팔에 있는 신경도 경추 여러 군데의 신경가지들이 모여서 만들어진다. 때문에 의사들이 말하는 목디스크가 원인이 돼서 어깨나 팔에 증세를 일으키려면 허리 척추와 마찬가지로 목뼈의 여러 군데가 동시에 눌려야 가능하다. 그런데 그런 일은 특별한 외상 등을 제외하고는 일상적으로 잘 일어나지 않는다. 그런데 오늘도 척추 타령을 하면서 엉뚱한 치료를 하고 있으니, 환자의 몸은 회복은커녕 점점 더 망가진다.

마비까지는 아니더라도 하퇴의 외측부나 발등이 저리는 증세가 있는 환자는 비골두와 발등 관리를 하면 쉽게 좋아질 수 있다. 그런데 엉뚱하게 척추가 원인이라는 설명에 이 병원 저 병원을 전전한다. 그래도 안 나으니까 답답한 마음에 한의원도 다

녀보지만 결과는 신통치 않다.

이런 다리 증세로 고생하다가 포기하며 살아온 분들이 넋두리하듯 증세를 호소할 때, "어, 비골두 밑을 두들겨주고 발등의 여러 곳을 지압봉으로 눌러주면 좋아집니다"라고 설명해준다. 환자들은 이 방법이 당장에는 더 아프고 괴롭지만 이제야 원인을 알았다고 하면서, 며칠이 지나면 벌써 효과가 나타난다고 좋아한다. 그리고 덧붙여 말한다. "신기합니다, 정말 고맙습니다.", "그런데 왜 다른 의사들은 이걸 모를까요?"

좌골신경통의 비밀

엉덩이나 허벅지가 땡기면서 아프면 의사들은 좌골신경통이라고 진단 내리고, 척추에서 디스크가 신경을 눌러서 생긴다고 설명한다. 엉덩이, 허벅지 뒤를 지나가는 좌골신경은, 제4, 5 요추와 제1, 2, 3 천추에서 나오는 신경가지들이 모여서 만들어진다.(34쪽 그림 참조)

만약 좌골신경에 어떤 증세를 나타나게 하려면 좌골신경이 만들어지는 5군데의 척추신경이 눌려야 가능한데, 이는 앞의 비골신경 설명처럼 불가능한 일이다. 실제로 신경들이 이렇게 한꺼번에 눌릴 수도 없지만, 환자들이 호소하는 엉덩이나 허벅지 통증은 척추와는 무관하게 엉덩이 근육, 허벅지 근육 자체가 굳어서 생겨난다. 엉덩이, 허벅지가 아프고, 저리고, 땡기는 듯한 느낌은 모두 근육의 문제이다.

증세가 있는 부위를 적극적으로 두들겨주고, 눌러주고, 스트레칭을 하면 대부분 증세가 사라진다. 그런데 의사들은 척추! 척추!를 외치면서 환자들의 증세와는 전혀 관계없는 척추수술을 권하고 있다. 엉덩이, 허벅지 자체가 아닌 엉뚱한 척추에서 엉뚱한 치료를 하고 있으니 증세가 좋아질 리 없는 것이다. 용어부터 바로잡자. 좌골신경통이 아니라 엉덩이 좌골 부위의 근육통이 정확하고 바른 설명이다.

불쌍한 목디스크 환자들

목, 어깨 부위가 아파서 오는 환자들 중에는 거창하게 목 보조기를 착용하고 마치 로보캅 같은 모양으로 오는 환자들이 있다. 왜 하느냐고 물어보면, 목디스크 때문에 목을 움직이면 증세가 악화되니까 반드시 보조기를 차고 있어야 된다, 라는 설명을 들었다고 한다. 이런 어처구니없는 상황을 보면 그런 환자들이 너무 불쌍하게 여겨진다.

목은 움직이는 관절 같은 기능을 한다. 목뼈(=경추)의 불안정 골절 같은 아주 드문 경우를 빼고는, 움직이는 목의 원래 기능을 제한하는 것은 아주 위험한 치료법이다. 눈이 조금 불편하다고

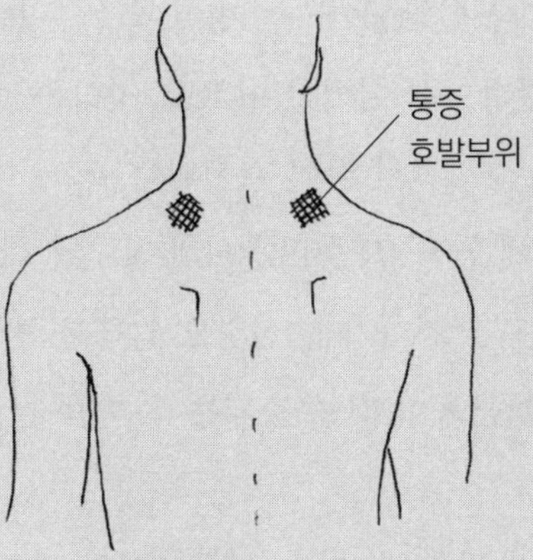

목 어깨 통증의 호발부위

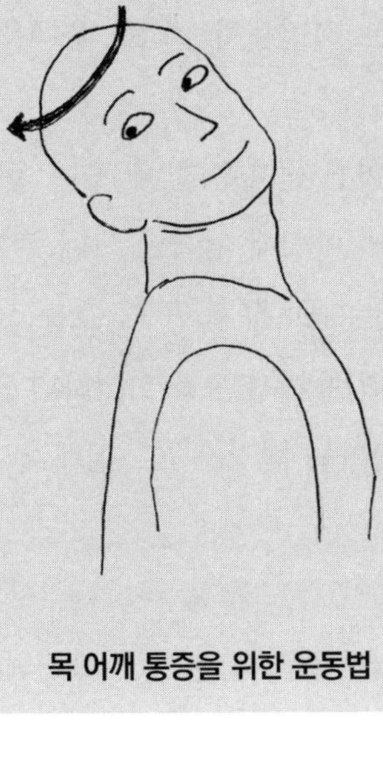

목 어깨 통증을 위한 운동법

해서 두 눈을 가리개로 막아버리는 것과 같다.

허리디스크나 협착증이라는 병이 '없는' 병인 것처럼, 목디스크라는 병도 없다. 목, 어깨가 아프고 저리는 증세는 그 부위의 근육에 긴장이 쌓이면서 굳어져 생긴다. 목과 어깨와 만나는 상부승모근 부위에 근육 긴장이 쌓여서 잘 생긴다. 근육이 많이 굳으면 그 근육 속을 지나가는 신경도 압박을 받으면서 저림증세가 생겨나고 그 근육이 더 수축되는 움직임에서 저림 증세가 심해지기도 한다.

이런 증세는 경추 속 디스크와는 전혀 관계가 없다. 부드러움이 없어진 근육의 문제일 뿐이다. 그래서 목 어깨 부분의 굳어진 근육을 돌멩이나 다른 도구를 이용해서 아프도록 두들겨서 풀어주고 머리를 뒤로 회전해서 젖히는 운동을 해주면 간단하게 낫는다.

허리도 목도 굳어진 근육은 밤새 자는 동안 움직임이 없는 시간에 더 많이 굳어, 아침에 일어났을 때 증세가 더 심해진다. 그래서 아침부터 이런 관리를 하면 더 효율적이다. 반대로 아침부터 보조기를 챙겨 착용해서 목을 고정하면 근육은 더 굳고, 그 굳은 근육 속을 지나가는 신경자극도 심해져 저림 증세는 더 악화되기 마련이다.

존경받는 척추의 혁신자들

의학잡지에 실리는 논문은 무조건 맞는 얘기이고 진실일까? 개인의 의견은 그냥 무시해도 좋은가?

1920년대, 미국의 헨리 코튼이라는 정신과 의사는 정신분열증 같은 정신질환을 잘 고치는 명의로 이름을 날렸던 사람이다. 그가 운영하는 병원은 몰려드는 정신병 환자들로 인산인해를 이루었다고 한다. 그런데 이 양반은 정신병의 원인을 충치, 편도염, 맹장염 등이라고 생각하고 몰려드는 환자의 충치나 생니, 편도선, 맹장을 마구잡이로 제거해서 병을 고치고 있었다. 당연히 많은 환자들이 이런 수술의 부작용으로 죽어 나갔다. 그렇지만 엄청난 학계의 명망과 무지한 대중의 일방적인 추앙 등으로 이런 비밀은 덮이고, 그런 헨리 코튼의 세월은 별 탈 없이 지나갔다.

만약 지금 세상에 이런 일이 벌어지고 있다면 난리가 날 일이고, 헨리 코튼 같은 의사는 감옥에 갈 일이다. 시대별로 이런 황당한 얘기들은 많다. 의학의 발전을 위해 때로는 많은 시행착오가 있기 마련이다. 그렇다면 지금은 이런 황당한 일이 없을까? 지금은 당연한 치료법이라고 생각하는 것들이 후세에는 황당한 일로 여겨지는 일이 없을까? 있다! 디스크와 협착증의 치료법들이 바로 이런 황당한 경우이다.

척추의 혁신자로 추앙받는 1930년대의 믹스터(Mixter)와 바(Barr)라는 의사는 허리통증의 원인이 척추 디스크에 의해서 생긴다고 발표했다. 의사들은 묻지도 따지지도 않고 이 새로운 치료법에 열광하기 시작했다. 왜? 돈이 되기 때문이다. 그 이후로 일부 의사들이 이런 수술적 치료로도 낫지 않는 환자들과 수술 없이도 증세가 호전되는 환자들에 대해 잠시 고민도 했지만 디스크 수술은 대세로 자리 잡았다. 지금도 당연한 치료법 중의 하나로 각광받고 있는 것이 현실이다.

달리는 말에 채찍질을 가하다

1950년대 베르비스트(Verbiest)라는 또 다른 척추의 혁신자가 나타난다. 그는 디스크 말고도 척추관이 좁아져서 생기는 척추관협착증의 증세들을 발표한다. 의사들은 이제 디스크와 협착증이라는 쌍두마차를 이끌며 환자들의 허리를 후벼 파기 시작한다. 널리고 널린 허리, 엉덩이 통증 환자들은 이런 의사들의 무한 수입원이 된다. 그런데 환자들의 증세는 좋아지지 않는다. 그렇게 뚜렷한 이유들을 자신 있게 치료하는 데도 왜 낫지 않을까?

이 책에서 여러 번 언급했지만 이런 환자들의 증세는 척추와는 전혀 관계없는 근육의 문제이기 때문이다. 너무나도 간단하게 환자가 호소하는 부위의 근육들을 깊게 눌러서 통증의 원인을 찾아내고, 그 부위를 부드럽게 해서 증세를 고칠 수 있다. 그런데 왜 의사들이 이렇게 척추 타령을 하는 일이 벌어지게 되었을까? 간단히 손으로 눌러만 봐도 알 수 있는 증세들을 왜 비싼 검사나 수술 등의 치료를 할까?

결국 답은 돈이다. 환자를 손으로 진찰하고, 그 원인을 설명하고, 스스로 해결하게 하는 치료법은 환자에게는 엄청난 도움이 된다. 검사도 필요 없고, 비싼 치료비도 필요 없는 이런 방법을 의사들은 왜 무시하고 외면하고 못 들은 척할까? 이런 척추의 혁신자들은 한 번이라도 환자의 허리나 엉덩이를 눌러나 봤을까?

허리는 튼튼한 구조물이고 우리 몸의 중심이다?

허리는 튼튼하지도 않고, 우리 몸의 중심도 아니다. 의사들이 말하기를 허리는 튼튼하게 우리 몸을 떠받치고 있는 매우 중요한 곳이라고 허리의 중요성을 강조한다. 물론 허리도 중요하다. 우리 몸의 어느 한 곳도 중요하지 않은 곳은 없으니까 말이다. 허리는 우리 몸의 위, 아래를 연결하는 부위다. 넓은 의미에서는 관절 같은 곳이다. 몸의 위와 아래를 연결하며 움직이는 관절이다.

관절의 기본 기능 중에 중요한 것은 부드럽게 잘 움직이는 것이다. 관절의 주기능은 뭔가를 튼튼하게 떠받치고 강한 힘을 쓰는 것이 아니다. 허리의 주기능은 다른 관절과 마찬가지로 모든 해부학적 운동 범위를 잘 움직이는 것이지, 튼튼하게 우리 몸을 떠받치면서 중심의 역할을 하는 것이 아니다.

허리가 다른 부위보다 훨씬 중요하다고 사람들이 착각을 하는 데에는 여러 이유가 있다. 우선 허리가 크다고 생각하는 것부터다. 허리의 진짜 크기는 별로 크지 않다. 허리는 배의 지방을 포함한 뱃살과 복부 내장 등의 장기들을 빼고 나면 남는, 가느다란 척추뼈와 얼마 안 되는 근육이 전부다. 사실 알고 보면 허리는 조그맣고, 불안정하고, 약한 곳이다. 우리가 잘못 알고 있는 것처럼 허리가 튼튼한 곳은 아니다. 이렇게 약한 구조이다 보니 자주 문제가 생기는 것은 당연한 일이다.

또 다른 이유는 신경다발을 포함한 허리척추(=요추) 뼈의 중요성을 의사들이 너무 과장되게 설명하기 때문이다. 척추의 중요 신경부분인 척수(spinal cord)는 요추보다 위에 위치해서 안정되게, 안전하게 있고 움직임이 많은 허리 부위에서는 신경가지인 척추신경(spinal nerve)으로 바뀌어 척수 같은 한 덩어리가 아니라 여러 갈래로 나뉘어 위치하면서 나름대로 안전하게 보호된다.

그래서 생각보다 요추의 신경들도 안전하다. 그런데도 요추가 무너지면 온몸이 무너진다느니, 모든 허리 증세는 요추에서 시작한다느니 하면서 허리! 허리!를 외친다.

그렇다면 허리 말고 실제로 중심역할을 하는 튼튼한 구조

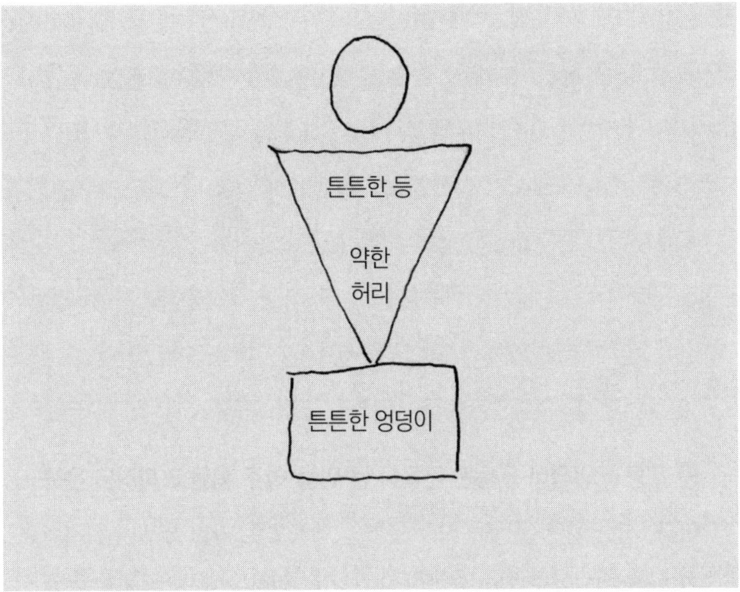

는 어디에 있을까? 등과 엉덩이 근육이다. 넓고 튼튼한 등. 크고 튼튼한 엉덩이. 넓고 깊고 튼튼한 대지처럼 등과 엉덩이가 우리 몸의 중요하고도 튼튼한 중심이다.

그중에서도 엉덩이는 다리와 연결되며 우리 몸을 떠받치는 중요한 기능을 한다. 허리는? 튼튼한 엉덩이 위에 위치하면서 등을 엉덩이와 연결해주는 부드러운 구조물이다. 이렇게 원래 약한 구조인 허리 자체를 튼튼하게 한다는 것은 착각이다. 그렇다면 허리를 아프지 않게 하고 기능을 좋게 하기 위해서는 어떻게 해야 할까? 허리와 연결된 등 근육과 엉덩이 근육을 튼튼하게

등 운동과 엉덩이 운동은 근육이 큰 만큼 아주 힘들고 어려운 운동이다. 이런 힘든 운동을 하다 보면 상대적으로 약한 부위인 허리는 강력한 운동을 못 견뎌 통증이 생길 수도 있다. 가능하면 전문 트레이너와 상담을 하고, 가벼운 운동부터 점차적으로 안전하게 해나가는 것이 좋다.

만들면 된다.

허리의 모든 동작들이 자연스럽게 잘 움직이도록 근육을 관리하는 것은 기본 중에 기본이다. 함부로 필요도 없는 척추수술을 하여 쇠판을 대고 나사못으로 고정해 척추를 움직이지 않도록 만들고, 그리하여 허리를 더 못 쓰게 하는 일이 과연 옳을까?

저림, 따가움, 시림, 열감 등 이상감각의 비밀

오래 쪼그려 앉아 있으면 발이 저려 오는 경험을 해본 적이 있을 것이다. 비교적 젊은 나이에도 흔히 경험할 수 있다. 이때의 발저림은 어떻게 생겨날까? 우리 몸의 감각은 말초에서 중추로 향하는 일방통행의 길을 통해 뇌로 전달된다.

예를 들어 발의 감각은 다리, 척추를 거쳐 뇌로 전달된다. 정상적인 상황에서는 정상적인 신경통로를 통해서 정상적인 발의 감각이 뇌로 전달된다. 그런데 쪼그려 앉아서 오래 있으면 접혀 있는 무릎 뒤에서 신경이 압박을 받게 된다. 그러면 신경전달 통로도 변하게 되면서 평소에는 정상적으로 발을 통해 오는 감각이 무릎 뒤를 지나면서 이상 감각으로 바뀌어 뇌로 전달된다.

이때의 이상 감각은 무릎 뒤의 압박받는 신경통로가 문제이지 발에서 생긴 문제도 아니고 척추의 문제도 아니다. 발의 저림 증세는 무릎 뒤를 펴면서 압박받던 신경 부위를 부드럽게 해

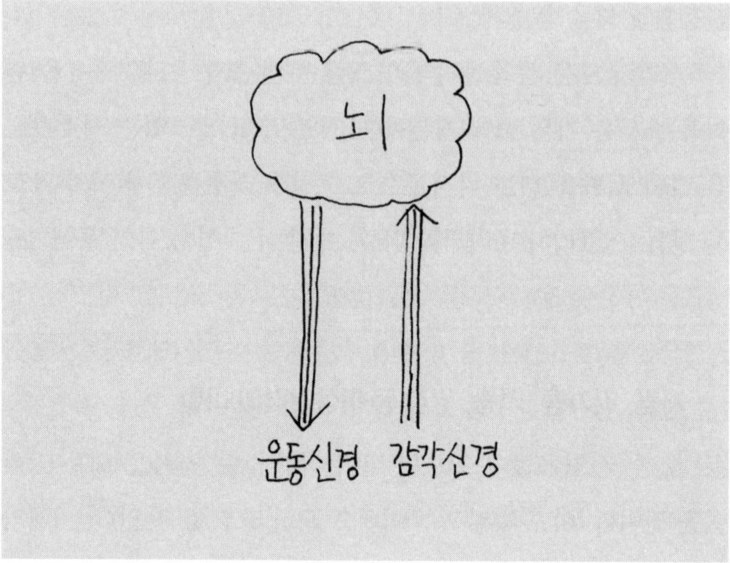

주면 금방 사라진다. 이렇게 신경 통로의 문제로 저림 증세가 생겨나기도 하고, 국소 부위에서 근육이나 연부조직이 굳어지면서 신경을 압박해 발등이 저리거나, 발바닥이 화끈거리거나, 종아리와 허벅지의 불편감 등이 생길 수도 있다.

이 모든 증세는 척추와는 무관하게 그 각각의 부위를 두들겨주거나, 눌러주거나, 지압봉, 마사지볼 등을 이용해서 굳어진 국소 부위를 부드럽게 해주면 증세가 좋아진다. 척추하고는 전혀 관계없는 증세들이란 것을 다시 한번 기억하자!

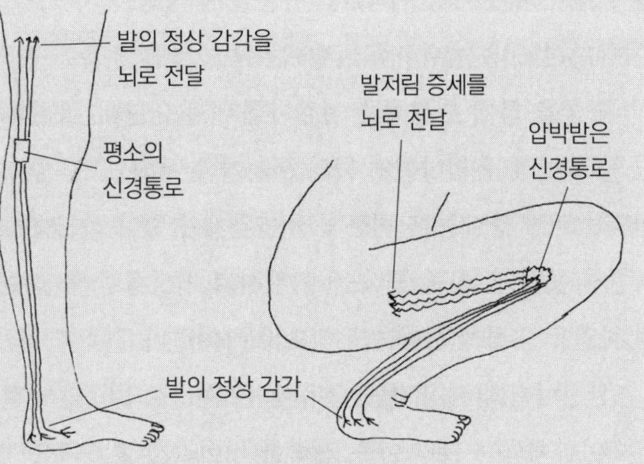

쪼그려 앉았을 때의 저림 증세의 기전

전신마취, 척추시술의 마술

전신마취의 비밀

나는 앞에서 디스크니 협착증이니 하는 증세들은 사실 "척추하고는 아무런 관계가 없다"라고 말했다. 그런데도 척추수술을 하고 나면 일시적으로 혹은 장기간 좋아지는 경우가 많다. 의사나 환자들은 당연히 척추 속에 있는 원인을 제거했으니까 그렇다고 생각한다. 의사들도 "수술이 잘돼서 결과가 좋다"라고 말한다. 과연 수술 집도의의 실력으로 잘 고쳐진 걸까? 여기에 감쪽 같은 마술이 숨어 있다. 마술을 구경하는 사람도 속고, 마술사 자신도 속는 희한한 마술이다.

수술을 하기 위해서는 전신마취가 필요한데, 마취과정은 수면유도, 진정, 흡입마취제 등의 투여가 진행되고, 또 중요하게 투여되는 약제 중에는 강력한 근육이완제가 있다. 수술 중 몸을 움직이지 못하게 하고, 근육을 이완시켜 기도삽관이나 수술 부위의 작업을 수월케 하려는 목적으로 투여한다.

전신마취에 사용되는 근육이완제는 우리가 흔히 복용하는 근육이완제와는 달리 아주 강력한 것이라서 호흡근육까지도 이완시켜 환자 자력으로 호흡을 못하기 때문에 기도에 튜브를 넣어(삽관) 인공호흡을 시키는 것이다. 이 과정에서 굳어 있던 허리, 엉덩이, 다리 근육이 부드러워지면서 수술 후 마취가 깬 뒤에도 원래의 증세가 있던 곳에 호전을 느끼는 것이다.

디스크나 협착증의 수술 후 결과는 척추가 원인도 아니고 의사의 실력도 아니다. 마취할 때 사용하는 강력한 근육이완제의 효과이다. 근육의 굳어진 정도가 심했던 환자는 며칠 동안 호전을 보이다가 곧 다시 똑같은 증세가 생기고, 비교적 근육의 굳어짐이 심하지 않았던 환자는 몇 달씩 그 효과가 가기도 한다.

수많은 디스크, 협착증 환자들이 내가 설명하는 대로, 척추와는 무관하게 허리, 엉덩이, 다리의 굳어진 근육을 풀어내서 증세가 없어지면 좋아하고 고마워한다. 그중에는 "왜 척추는 손도 안 됐는데 증세가 없어지냐"면서 의아해하거나 심지어 따지고 드는 환자도 가끔 있다.

코페르니쿠스, 브루노 같은 분들이 지구는 돌고 있다고 말해도 당시에는 안 믿었고, 지금 세상도 머리로는 이해하고 있는 것 같지만 눈으로 보는 태양은 여전히 동쪽에서 떠오르는 것 같다. 과학적 사실과 현실감각 사이에는 당연히 착각이 있을 수 있다. 그렇지만 해가 떠오르거나 지구가 자전하거나 간에 우리가 별로 손해 볼 것은 없다. 그런데 잘못된 의료 행위의 마술은 환자에게 해를 끼친다. 환자는 시간과 돈을 빼앗기며 척추에서 피를 흘리고 수술 후 회복에 시달리게 된다. 마술치고는 끔찍한 마술이다. 이제 환자 여러분은 이런 끔찍한 눈속임에 넘어가서는 안 된다. 그런데 안타깝게도 이런 마술쇼가 오늘도 계속 열리고 있는 게 현실이다.

척추시술

의사들이 말하는 디스크, 협착증 증세의 치료를 위해 병원에 가면 흔히 척추시술이란 것을 권한다. 이것도 마술의 일종인데, 전신마취를 하는 척추수술보다는 간단한 마술이다. 그런 만큼 척추수술보다 더 많이 하는 마술쇼이기도 하다. 전신마취와는 다르게 몸의 하반신만 마취시키는 척추마취는 허리에 국소마취제를 넣어서 배꼽 이하 부위를 마취시키는 방법인데 비교적 간단한 하반신 수술에 흔히 사용된다.

이 척추마취를 응용해서 저용량의 지속형 마취제, 스테로이드 등을 투여해서 통증만을 없애주는 것이 척추시술이다. 비슷한 이름의 신경차단술, 신경성형술 등도 다 같은 방법이다. 이는 마술사가 어떤 도구를 사용하느냐의 차이지 허리에 마취제나 스테로이드를 넣는 기본 마술은 똑같다. 척추시술은 싸고, 차단술이나 성형술은 비싸고? 전혀 근거가 없는 소리다. 당연히 이런 척추시술은 일시적으로 통증을 덮어주는 것이기 때문에 근본적 치료와는 거리가 멀고 전신마취 같은 근육이완 효과도 없어서 약발이 오래가지 않는다.

가벼운 마술 한 가지 더 추가, 뼈주사

연골 주사? 프롤로 치료? 인대강화 치료? 무릎 퇴행성관절염, 오십견, 테니스 엘보우 등의 증세에 이런 특별한 이름의 주사 치료가 성행한다. 비용은 몇만 원, 몇십만 원씩이나 한다. 결과는? 너무나도 만족스럽게 증세가 싹 사라진다. 이제 병이 다 나은 것 같다. 아, 그런데 웬걸? 시간이 지나면 똑같은 증세가 다시 생겨난다. 왜 그럴까. 그런 치료 주사에는 원래의 성분 외에 따로 스테로이드를 섞는다. 그것도 아무 설명 없이 말이다. 이때 사용하는 스테로이드는 일반 진통소염제의 2~3백 배 강력한 효능을 가진 것이다. 당연히 웬만한 증세는 금방 좋아진다. 단, 문제는 이것도 마취의 마술처럼 일시적이라는 것이다.

예전에는 뼈주사란 말이 있었는데, 지금도 가끔 사용하기는 하지만 그렇게 흔히 쓰는 단어는 아니다. 오히려 금기어처럼 되어 있는 것 같다. 뼈주사는 스테로이드(=코르티코스테로이드)를 말한다. 맞으면 모든 증세가 순식간에 사라지는 강력한 스테로이드다. 이런 스테로이드는 치료제이긴 하지만 반복해서 사용하면 여러 가지 부작용이 생긴다.

이런 심각한 부작용 때문에 스테로이드를 함부로 남용하지 않는 것이다. 그런데 하루 종일 스테로이드 주사만으로 치료해주는 소문난 곳들도 있다. 불쌍한 환자들은 아는지 모르는지, 스테로이드를 맞기 위해 이런 무시무시한 병원 앞에서 거금을 들고 줄을 서서 차례를 기다리고 있다.

연골 주사? '연골과는 아무 관계없다'라고 생각해도 무방하다. 이 주사의 원래 내용물보다는 추가되는 스테로이드가 더 큰 효과를 낸다. 환자들은 연골 주사를 맞고 좋아졌다고 착각하지만, 사실은 환자 몰래 끼워 넣은 스테로이드의 효과이다.

일부 의사들은 먹는 약으로 처방하기도 한다. 이렇게 소량으로 장기투여하면 통증은 조절되지만 주사제와 마찬가지로 얼굴이 붓고, 피부가 얇아지고, 신생 혈관이 생기는 등 전신 부작용이 나타난다. 스테로이드는 내성이 있어 동일 용량으로는 갈수록 약효가 떨어진다. 결국, 마약처럼 양도 늘려나가야 되고 부작용도 더 많아지는 악순환에 빠지게 된다.

주사건 먹는 약이건, 이런 스테로이드를 사용하는 의사들이 친절하게 환자에게 '이건 스테로이드고 이런저런 부작용이 있을 수 있다, 일시적인 치료제이지 장기간 사용은 해롭다'라는 설명을 제대로 하고 있을까? 내가 아는 바로는 별로 안 하는 것 같다. 이런 치료를 남발하는 의사들은 전문적인 마술사보다 더 환자의 일상에 깊숙이 파고들어 명의라는 찬사를 들으면서 활동하는 생활 마술사들이다.

무릎

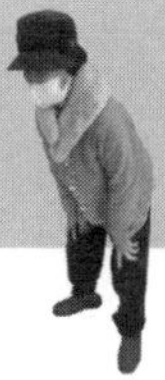

무릎 통증의 비밀

많은 사람들이 무릎의 퇴행성관절염은 나이가 많아지면 무릎연골이 닳아서 생기는 병으로 알고 있다. 많은 의사들이 그렇게 설명하기 때문이다. 그들은 관절염 1기니, 2기니, 이제는 다 닳아서 못 쓰게 됐다느니 하면서 환자들에게 겁을 준다. 그래서 약을 처방하고, 연골주사를 놓고, 그래도 안 되면 수술을 권한다.

무릎 연골이 닳는다는 것은 엄청난 착각이다. 앞서 말한 디스크나 협착증의 증세가 척추와는 전혀 관계없는 근육의 문제인 것처럼, 무릎의 퇴행성관절염도 무릎 주위의 근육과 힘줄 등의 연부조직 문제이다.

무릎은 가운데나 바깥쪽보다는 안쪽(내측)으로 힘이 많이 실리는 해부학적 구조를 가지고 있다. 그래서 나이가 들면 무릎 안쪽의 연부조직이 딱딱하게 굳고 두꺼워지면서 통증을 만들어낸

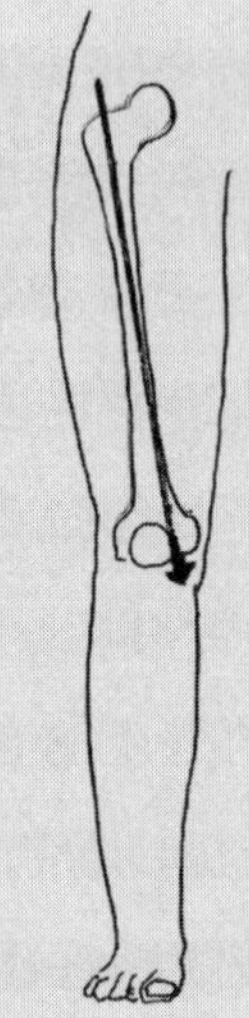

무릎 안쪽으로 향하는 무게 중심

다. 이렇게 통증을 만들어내는 부위를 알고 돌멩이나 테니스공 같은 여러 가지 도구를 사용하여 두들겨서 부드럽게 만들어주면 좋아진다. 무릎의 연골과는 아무 관계가 없다.

그런데 왜 연골이 문제라고 설명을 할까? 퇴행성 변화가 많이 진행되면 무릎이 다 펴지지 않는다. 구부러진 상태로 계속 지내다 보면 안쪽으로 힘이 많이 쏠리는 해부학적 구조 때문에 관절면 자체에는 변화가 없지만 관절면에 연결된 뼈가 압력을 많이 받으면서 높이가 낮아지게 된다.

이런 원인으로 무릎은 외형상 오다리로 변하는데, 관절면이 닳아 오다리 변형이 왔다는 착각을 일으키게 되는 것이다. 무릎을 완전히 펴지 않고 정면 X-ray 촬영을 하면 당연히 관절 틈이 좁아 보인다. 무릎이 다 펴지지 않고 오다리 변형을 가진 환자가 X-ray를 찍으면, 백발백중 관절 간격이 좁아진 소견이 나오고 무릎 안쪽의 관절은 거의 딱 붙어 있는 것처럼 보인다.

이런 소견을 보고 관절면이 없어졌느니, 다 닳아서 못쓰게 됐다느니 하면서 인공관절 수술만이 해결책인 것처럼 설명한다. 환자들은 당연히 불안하다. 눈에 보이는 사진이 의사가 설명하는 그대로인 것 같으니까 말이다. 그렇다면 실제로 무릎 관절면은 의사들이 설명하는 대로 닳아 있을까? 아니다. 무릎 관절을 직접 볼 수 있는 여러 수술에서 보면 관절면은 거의 깨끗하다. 그들이 말하는 것처럼 관절면이 닳아 없어지고 뼈가 노출되어 있는 소견은 없다. 매끈한 관절면이 그대로 있고, 압박을 받는 안쪽 관절면에는 새로운 연골이 힘겹게 재생되고 있는 소견도 쉽게 볼 수 있다.

만약 그들이 말하는 대로 무릎 퇴행성관절염이 연골이 닳아서 생기는 병이라면, 검사 소견상 관절 간격도 좁아져 있지 않고 오다리 변형도 없는 곧은 다리에 연골이 닳았다고 볼 수 없는 수많은 무릎 통증 환자들이 있는데, 이런 환자들은 도대체 왜 아픈 걸까? 검사상 멀쩡하게 보이는 무릎인 것 같은데 아픈 이유는 연골과는 관계없이 무릎 하내측의 연부조직이 굳고 두꺼워지면

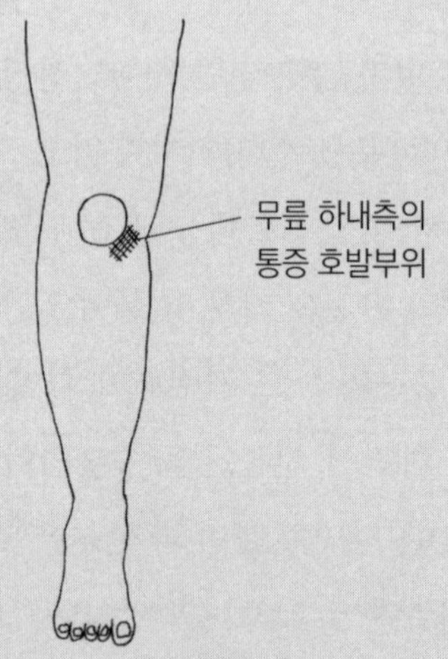

무릎 통증의 호발부위

서 생기는 증세이기 때문이다.

두꺼워지고 굳어진 부위를 열심히 두들기거나 체조를 해서 부드럽게 해주면 대부분 좋아진다. "좋은 무릎입니다." 내가 나이 많은 환자들에게 "나이에 비해서는 무릎이 좋다"라고 설명하면 환자들은 의아하다는 듯이 "딴 병원에서는 말기라고 하던데요, 이제 수술밖에는 해결책이 없대요"라고 말한다.

그런데 이런 환자들이 무릎을 부드럽게 하고 자세를 교정해서 실제로 잘 걷고 통증도 없어지면 꼭 되묻는다. "관절염 말기라는 표현은 어떤 의미였을까요.", "그때 그런 표현을 해서 환자를 절망에 빠지게 만든 그 의사들은 도대체 왜 그랬을까요?"

나는 오늘도 무릎이 아파서 오는 환자들에게 진료 후에는 꼭 환자분의 무릎은 나이에 비해서는 좋은 무릎이고 그러니 좋아질 수 있는 증세라고 말해준다.

무릎관절의 줄기세포 치료?

"으하하하."

일단 웃고 나서 얘기를 해야겠다.

왜?

너무 웃기는 얘기니까.

이런 줄기세포 치료는 도대체 뭘 치료한다는 건지. 이런 치료 후에 결과는 얼마나 좋은지 자세한 설명이 없다. 내가 아는 바, 줄기세포 치료라는 것은 아직 상용화나 대중화되어 있는 단계가 아니다. 아무 죄 없는 무릎 연골에 제대혈의 줄기세포를 주입하거나 자가 골수 채취, 자가 지방 채취 등을 이용해서 연골을 재생시킨다는 건데, 결과는 어떨까? 연골 재생은커녕 아무런 치료 효과가 없다.

무릎 통증은 신경분포도 없는 연골에서 생겨나는 것이 아니고 무릎관절 주위의 근육과 힘줄 등의 연부조직에서 생겨난다. 그러니 정작 문제가 되는 연부조직은 놔두고 엉뚱한 연골에 치료를 해본들 관절을 괴롭히는 것 말고는 아무 의미가 없다.

한쪽 무릎에 천만 원씩, 양쪽 2천만 원(2021년 기준)을 들여 이른바 줄기세포 치료를 받은 환자가 이렇게 말하는 걸 들었다. “기대를 많이 하고 큰돈을 들여서 치료받았는데 뭐가 달라졌는지 모르겠다. 기다려보라고 하는데 충분히 기다려봐도 통증은 똑같다. 아무래도 속은 것 같다. 에휴.”

환자들의 얘기가 가장 정확하다. 그냥 장사꾼 의사들의 말에 속아 넘어간 것이다.

무릎에 좋은 관절영양제?

관절을 움직이는 것은 근육과 힘줄이다. 무릎을 튼튼하고 건강하게 하기 위해서는 결국 근육을 튼튼하고 건강하게 만드는 것이 기본 중의 기본이다. 비싼 관절영양제로 무릎에 영양을 준다고? 도대체 관절의 어느 부분에 어떤 식으로 영양을 준다는 소리인지. 예전 길거리 약장수들이 요란하게 호객행위를 하며 물건을 파는 장면이 떠오른다. 차라리 관절영양제 살 돈으로 맛있는 음식을 먹어서 몸에 영양을 공급하고 운동을 하는 것이 훨씬 효과적인 관절 관리 방법이다.

어깨관절과 무릎관절에서 폭발이 일어났다?

어깨나 무릎이 아파서 병원이 가면 어깨관절의 회전근개가 파열됐다느니, 무릎관절의 연골판이 파열됐다느니 하는 표현을 자주 듣는다. 마치 멀쩡하게 있던 구조물이 폭발하듯이 끊어지거나 찢어진 것 같은 느낌을 준다. 그래서 급하게 수술이 필요한 것처럼 공포마케팅을 벌인다.

많은 환자들이 겁을 집어먹고 수술을 받는다. 결과는? 수술 전과 비교해서 큰 변화가 없거나 더 악화되는 경우도 많다. 왜냐하면 그런 파열 소견들이 환자의 증세와는 아무런 관계가 없기 때문이다. 나이가 들어가면서, 원래는 매끈하고 탄력 있던 회전근개나 연골판이 부분적으로 너덜너덜해지는 이런 변화들은 통증을 일으키지도 않고, 병적이라기보다는 자연스러운 퇴행성 변화일 뿐이다.

회전근개 파열이나 연골판 파열 같은 병명을 아무렇지 않게 내뱉는 의사는 조심해야 한다. 의사는 안쪽 무릎 연골판이 파열되었다고 설명하는데 환자는 바깥쪽 무릎이 아파서, 과연 이런 검사결과가 맞는 것인지 이상하게 생각했다는 환자도 있었다. 또 어깨 아래쪽에 통증이 있는데 어깨 위쪽의 회전근개가 파열되었다는 소견에 고개를 갸우뚱했다는 환자도 있었다. 상업적인 의사보다 더 똑똑한 환자들이 많다.

관절에서 나는 소리는 관절이 망가지고 있다는 경고음이다?

누가 이런 광고 문구를 지어냈는지 몰라도 참 그럴싸하게 겁먹도록 만드는 교묘한 광고다. 그러면 청소년 때도 관절에서 소리가 나는 경우가 많은데, 이렇게 젊고 싱싱한 청소년의 관절이 망가지고 있다는 말인가?

관절에서 나는 소리는 뼈에서 나는 소리가 아니다. 이런 관절 소리를 탄발음이라고 하는데 관절 근처의 힘줄이나 연부조직이 관절의 튀어나온 부위를 빠르게 지나갈 때 튕기며 생기는 소리다. 그래서 정지된 상태에서 관절을 빠르게 움직일 때 잘 나고, 몇 번 움직이고 나면 힘줄이나 연부조직이 부드러워지면서 더 이상 소리가 나지 않게 된다.

탄력 있게 튕겨지며 나는 소리도 있지만 무릎 앞에서 넓은 부위의 연부조직이 한꺼번에 관절 앞을 압박하면서 지나갈 때 나는 소리는 사각거린다든지 삐걱거린다든지 같은 표현을 한다. 이런 사각거리는 느낌을 가지고 의사들은 무릎 연골이 닳는 소리라고 겁을 준다. 이런 설명이 맞다면 우리 관절은 움직일 때마다 닳아 없어져 간다는 말인가. 관절을 움직인다는 뜻은 연골이 아무 문제 없이 정상적으로 잘 작동되고 있다는 것이다. 관절에서 나는 여러 소리는 정상적인 것이지 병적인 게 아니다.

굳이 관리를 한다면, 관절의 첫 동작을 부드럽게 하고 관절 체조나 관절 두들기기 등을 해주면 좋다. 관절 관련해서 제일 문제가 되는 소리는 의사들의 입에서 나오는 잡소리이다.

통증부터 싹 없애주는 의사는 고마운 의사인가

통증의 증세에는 그 통증을 일으키는 원인이 반드시 있다. 그러면 그 원인을 해결하는 것이 치료의 시작이다. 지금 당장 아픈 것을 안 아프게 해주는 치료는 고마운 것이 아니라 위험한 것이다. 왜냐하면 통증을 일으키는 원인은 그대로 남아 있기 때문이다. 예를 들어, 마약이나 진통제, 마취제 등으로 통증을 해결하는 것은 진짜 치료가 아니다. 통증을 일으키는 원인에 따라서 치료기간도 다 다르기 마련이다.

오래된 원인은 그만큼 오랜 치료기간이 필요하다. 1분에 OK 같은 치료는 없다. 현실은? 환자들은 금방 통증을 없애주는 치료에 환호하며, 명의라는 칭호를 붙여준다. 반대로, 원인만큼 시간이 걸리는 치료를 시작하면 지금 당장 아픈데 그게 무슨 소용이냐는 식으로 따지는 환자도 많다.

통증의 원인을 이해하고, 통증과 관련된 관절이나 근육의 기능이 돌아오고, 그런 다음에 통증도 없어지는 것이 제대로 된 치료의 과정이다. 내 몸의 기능은 아직도 해결되지 않았는데, 통증만 먼저 없애주는 의사들을 경계해야 한다.

통증클리닉

요즘 통증클리닉이라는 간판을 걸고 운영하는 병원이 많다. 나는 가끔 환자들에게 통증클리닉을 운영하는 의사들이 마취과 의사라는 사실을 알고 있느냐고 물어본다. 그러면 "아, 그런 줄 몰랐다"고 한다. 나는 이런 환자들에게 통증클리닉 의사들은 예전의 마취과 전문의사라고 설명해준다. 왜냐하면 이런 사실을 이해하는 것이 환자들에게 아주 중요하기 때문이다.

원래 마취과 의사는 수술방에서 마취를 전문적으로 하는 의사들이다. 이 내용은 누구나 알고 있다. 수술을 진행하는 동안 환자가 통증을 못 느끼고 편안하면서도 안정적으로 수술이 진행될 수 있게 하는 중요한 일을 마취과 의사가 하는 것이다. 다시 말하면 환자의 병 자체를 마취과 의사가 치료하는 것이 아니라 치료에 필요한 수술을 하는 동안 통증을 못 느끼도록 마취를 해서 수술이 잘 진행되도록 하는 것이 마취과 의사의 역할이다.

세상은 달라져서, 수술방 안에서 마취만 하던 마취과 의사들이 수술방을 나와 새로운 일을 하기 시작했다. 소위 통증의학과의 일이다. 마취과 의사들이 직접 환자를 진찰하고 치료하는 일이 유행하는 세상이 되었다.

마취과 의사라는 명칭은 사라지고 통증클리닉 혹은 통증의학과 의사라는 단어가 더 눈에 띈다. 간판에 정식으로 표시하게 되어 있는 '마취'라는 단어는 작은 글씨로 눈에 잘 안 띄게 쓰여 있다. 이들의 무기는 원래의 주특기인 마취 기술이다. 국소 부위건 척추건 전문적으로 마취를 할 수 있다. 대부분의 통증을 마취 기술을 응용해서 해결해주는 방법이다. 게다가 이런 치료법들은 비보험 진료(국가에서 시행하는 국민의료보험에 해당되지 않는 진료)라서 환자는 비싼 진료비를 지불해야 한다.

일시적으로 통증을 덮어주면서 비싼 진료비를 지불하게 만드는 요즘 통증클리닉의 관행도 언젠가는 개선되어야 할 일이다. 그런데 어느 세월에 개선이 될까? 오히려 더하면 더하지 나아지지 않을 것 같아서 한 사람에게라도 도움이 될까 싶어 정보를 전한다.

2천 년 전의 유령 같은 존재가 지금도 버젓이 살아 있다?

고대 그리스에서는 만성적으로 관절이 아프고 붓는 관절염 증세의 원인을 류마(Rheuma)라고 생각했다. 류마라는 나쁜 액체 성분이 뇌에서 흘러 나와 관절에 병을 일으킨다고 보았던 것이다. 지금 생각하면 황당하기 그지없는 얘기지만, 그 시절에는 그렇게 생각했을 수도 있다. 그런데 2천여 년이 지난 지금도 그때의 의미와는 조금 다르지만 류마라는 단어를 많이 쓰고 있다.

지금의 류마는 원인을 잘 모르는 관절염 증세에 주로 쓰인다. 조금만 애매한 상황이면 류마를 갖다 붙이고, 자가면역질환이니 뭐니 하면서 어렵게 설명한다. 류마티스 관절염이든 뭐든 간에 병이 낫기만 하면 괜찮은데 그렇지 않다는 게 문제다.

무릎이나 손가락에서 흔히 류마티스 관절염이라고 불리는 증세는 빠르게 퇴행성 변화가 진행되는 상황이지 다른 특별한 병이 아니다. 그래서 일반적인 퇴행성관절염의 관리와 마찬가지로 굳어진 관절을 부드럽게 하는 게 중요하다. 두꺼워지는 부위를 누르거나 두들겨서 부드럽게 하고, 열나는 곳은 얼음찜질 등을 이용해서 냉각시켜주는 것이 필요하다.

그런데 특별한 약을 먹고 검사만 하다가 세월을 보내는 경우가 많다. 그리하여 관절은 비틀어지고 두꺼워지면서 약해지고 변형이 온다. 혹시 류마티스 관절염이란 진단을 받았다면 그 내용은 잊어버리고 열심히 근육운동을 하는 것이 좋다. 두들기고, 만져주고, 관절 체조를 하고, 냉각을 시키면서 점차 관절 기능을 회복시켜가려는 노력이 필요하다. 누가 할 수 있을까? 환자 스스로만이 할 수 있다.

의사들의 핑곗거리

"류마티스입니다."

환자의 증세를 잘 모를 때 뭐 대충 밀고 나가기에 딱 좋은 단어이다.

"살이 쪄서 그래요."

마침 환자가 뚱뚱하다. 그래, 이건 몸무게 때문이라고 밀어붙이자.

"면역력이 약해요."

야윈 환자의 경우는 원래 몸이 약해서 그렇다는 걸로 면역타령을 하자.

"혈액순환이 안 좋아요."

조금만 부어도 쓰기에 좋은 말이다.

"신경계통이네요."

뭐 틀린 말은 아니니까, 일단 갖다 붙이자.

"염증입니다."

아무 데나 갖다 붙여도 말이 되는, 의사에게는 정말 편안한 단어이니 자주 쓰자.

"합병증 같은데요."

따로 합병증의 원인을 설명할 필요 없이 이 말로 버티자.

"약 부작용일 수도 있어요."

약으로 핑계 대기가 너무 쉽다.

"마음의 병입니다."

환자가 걱정이 많은 것처럼 보일 때 딱이다.

"원어로 된 어려운 병명을 쓰자."

환자가 어리둥절해서 넘어가 주기만 하면 최고의 방법이다.

"괜찮습니다. 아무것도 아닙니다. 기다려봅시다."

뭐가 괜찮은 건지, 뭐가 아무것도 아닌지 설명할 필요도 없이, 의사가 진짜 모를 때 발뺌용으로 최고다.

“멍하니 살아서는 안 돼. 열심히 공부하고 남을 배려하며 살다 보면 여러 가지 것들을 저절로 알게 돼. 사람은 그 사람밖에 해낼 수 없는 사명이라는 걸 갖고 있는 법이야….”

–히가시노 게이고

관절을 삐면 깁스를 꼭 해야 할까

우리가 당연하게 받아들이는 깁스 치료는 꼭 필요하지 않다. 알고 있는 것과 다르게, 관절이 삐었을 때 대부분의 경우는 깁스가 필요 없다.

무릎 관절의 심한 인대 손상 등으로 불안정 소견이 있거나 출혈성 관절 등 특별한 경우를 제외하고는 거의 깁스가 필요 없다. 발목이 삐었을 때, 아프기도 하지만 붓고 열이 많이 난다. 우선 필요한 것은 열을 내리는 것이다. 그래서 부은 부위를 냉각시키는 것이 중요한 치료이다. 얼음팩을 이용해서 적극적으로 열을 줄여주면 증세가 좋아진다.

깁스는 어떨까?

두꺼운 석고 부목, 고정 솜, 여러 겹으로 감는 탄력붕대 때문에 열은 밖으로 나가지 않고 부은 부위가 꽉 조여져 순환도 안 된다. 이런 여러 가지 이유로 깁스는 오히려 삔 발목을 괴롭히게 된다. 발목이 삐었을 때는 냉찜질, 다리 올려놓고 쉬기 등의 기본 치료만으로도 충분하다.

깁스는 관절을 고정하는 치료다. 말 그대로 관절을 못 움직이게 하는 것인데, 관절은 움직이지 못하게 고정을 하면 원래의 기능이 떨어지며 굳어지게 된다.

물론 관절이 삐었을 때는 많이 움직이는 게 좋지 않지만 최소한의 움직임은 해도 되고, 치료 후 관절 기능 회복에도 더 도움이 된다. 손가락, 발가락이 조금만 삐끗해도 병원에서는 커다란 깁스를 장착시키곤 한다. 손가락, 발가락은 가볍게 종이테이프로 옆 손가락이나 발가락을 같이 감아서 간단히 고정하면 된다(오히려 이 간단한 테이프 고정이 훨씬 고정력도 좋다).

손목이나 팔꿈치 같은 곳이 삐었을 때도 거창한 깁스는 필요 없고 탈착이 가능한 팔걸이만 사용해도 충분하다.

뜨거운 찜질이 치료에 도움이 되는 경우는 거의 없다

많은 사람들이 흔히 하는 뜨거운 찜질, 뜸 등은 치료에 별로 도움이 되지 않고 오히려 치료를 방해하는 경우가 많다.

오래되고 기능이 떨어진 기계의 엔진을 사용할 때 열이 나면 당연히 열을 식히기 위해 냉각을 시켜야 된다. 이때 열을 더 가하거나 열이 못 나가도록 덮는 등의 방법은 누가 봐도 어리석은 일이다.

사람 몸도 기계와 마찬가지다. 오래 되어서 기능이 떨어진 관절이나 힘줄, 근육을 사용하다 보면 아프기도 하지만 붓고 열이 난다. 이렇게 열이 나는 부위는 우선 냉찜질을 해주면서 쉬는 게 기본 치료이다. 그런데 반대로 뜨거운 찜질을 하거나, 보호대나 붕대로 덮어놓거나, 병원에 가서 특별히 돈을 내고 뜨거운 물리치료를 하는 경우가 많다. 파스를 덮어서 열이 못 나가게 하는 것도 좋지 않다.

뜨거운 목욕이나 핫팩 등으로 열을 가하면 일시적으로 혈액 순환이 많아지고 몸이 부드러워져 증세 호전을 느낀다. 이때의 증세 호전은 진통제와도 같아서 병이 나은 것이 아니라 일시적으로 통증만 줄어든 것이다. 열이 식으면서 증세가 있던 부위가 빠르게 굳으면 원래 증세로 다시 돌아간다. 열이 가해지는 동안에는 병이 다 나은 것 같다가도 열이 식으면 더 증세가 악화되는 것처럼 느껴지기도 한다.

무릎의 기능이 떨어져서 열이 많이 나면 우리 몸은 스스로 그 부위를 냉각시키기 위해 관절 속에 물을 만들어낸다. 흔히 관절에 물이 찼다고 말하는 상황이다. 이때 열심히 무릎에 냉찜질을 하면서 쉬면 열도 가라앉으면서 관절 속에 있던 물도 서서히 흡수된다. 관절액은 이렇게 열이 나는 무릎을 스스로 치료하는 냉각수 역할을 한다. 그런 관절액을 수시로 뽑아내서 열을 가라앉힐 기회를 뺏는 치료는 조심해야 한다. 대부분의 열나는 증세가 있는 부위는 냉찜질로 열을 식혀주는 것이 기본 치료임을 꼭 기억하자.

어깨

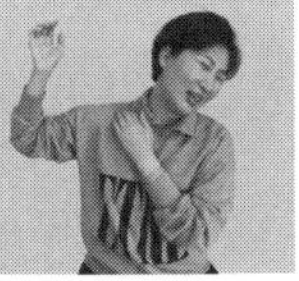

아프면 관절을 쓰지 말고 가만히 있어야 좋다?

관절 부위, 근육, 힘줄 등에 통증이 있어 병원을 방문하면 "절대 쓰지 마세요"라는 말을 자주 듣게 된다.

이때 '절대 쓰지 마세요'는 일상생활의 모든 움직임을 제한해야 되는 것처럼 들린다. 실제로 이런 권유를 하는 의사들도 그런 의미로 말한다. 관절, 근육, 힘줄 등의 기본 기능은 움직이는 것이다. 기계를 사용하지 않고 오래 잘 보관해 둔다고 성능이 보존돼서 언제든지 잘 쓸 수 있게 되지는 않는다. 기계를 잘 사용하려면 오히려 평소에 시동이 걸려서 늘 부드럽게 사용하고 있는 것이 도움이 된다.

사람의 몸도 마찬가지로 늘 부드럽게 사용되고 있는 것이 최선의 기능 유지에 도움이 된다. 조금만 불편감이 있어도 꼼짝도 하지 말라거나 깁스를 해서 아예 못 쓰도록 하는 것은 골절

등의 특별한 경우가 아니고는 도움이 되지 않는다. 어떤 증세가 있더라도 증세에 영향을 끼치지 않는 범위 내에서 가능하면 할 수 있는 모든 움직임을 시동을 걸듯 하고 있어야 도움이 된다.

어깨 통증으로 병원에 가면 어깨 쓰지 마세요, 손가락 관절염으로 병원에 가면 손가락 쓰지 마세요 하는데, 이런 상황은 안 그래도 굳어 있는 어깨나 손가락 관절을 더 굳어지게 해서 병을 악화시키게 된다. 철봉에 매달리거나 혹은 하루 종일 마늘을 깐다거나 하는 것처럼 무리한 행동을 조심하라는 거지, 모든 움직임을 제한해야 되는 것은 아니다

어깨나 손가락을 쓰지 않고 어떻게 일상생활을 할 수 있나? 말이 안 되는 소리다. 손목에 골절이 있어 치료를 받는 동안에도 멀쩡한 손가락이나 어깨는 계속 움직여줘서 그 기능이 계속 잘 유지되도록 해야 한다. 손목에만 문제가 있는데도 팔 전체를 쓰지 못하게 꼼짝 말고 있으라고 하면 나중에 어깨도 굳어지고 손가락도 굳어져 환자가 쓸데없는 고생을 더 하게 된다.

나는 어깨통증으로 진찰받으러 온 환자에게 열심히 두들겨 주고 관절운동을 해서 부드럽게 어깨를 관리해 나가라고 설명한다. 그러면 다른 병원에서는 어깨 인대가 파열이 되어 절대로 하지 말라는 설명을 들었다면서, 그렇게 함부로 관리하면 더 탈이 나지 않을까 걱정하는 환자도 많다.

사실 적극적으로 두들기고 관절운동을 해서 부드럽게 풀어

나가더라도 어깨가 쉽게 좋아지지 않는데, 꼼짝 않고 어깨를 보호(?)하는 방법은 어깨관절을 더 굳어지게 만들어서 증세를 더 악화시킬 뿐이다.

어깨질환에 사용되는 어려운 병명을 조심하자

어깨가 아파서 병원에 가면 잘 모르는 병명을 너무나도 자연스럽게 내뱉는 의사들이 많다. 오십견이라는 병명은 비교적 흔하지만, 회전근개 파열, 충돌증후군, 석회화 소견 등의 표현도 쉽게 들을 수 있다. 이제는 하도 많이 들어서 이런 병명도 그렇게 낯설지는 않게 되었다.

그런데 의사들이 쉽게 내뱉는 이런 병들이 도대체 뭔지 환자는 자세히 알기가 힘들다. 환자가 지금 느끼고 힘들어하는 어깨 증세가 그런 어려운 병명과 어떤 인과관계가 있는지 잘 이해가 안 된다. 그런데도 의사가 그렇다고 하니까 그런가 보다 하면서 시키는 대로 지갑을 열고 비싼 검사와 치료에 돈을 쓰게 된다.

회전근개는 도대체 어디에 있는 건지, 파열의 의미는 무엇인지, 뭔가 폭발하듯이 끊어졌다는 말인 것 같은데, 언제 그런 파열이 일어났지? 충돌증후군은 뭐가 끼어서 생긴다는데 어디가 충돌하고 있는지, 원래는 멀쩡하던 곳이 왜 새삼스럽게 충돌을 시작하는지 잘 모르겠다.

석회가 보이는 곳은 환자가 증세를 호소하는 부위와는 다른 곳인데 그게 원인인가? 나중에 석회가 저절로 흡수되어 사라지는 경우도 많은데? 그래서 어쨌든 회전근개 파열, 충돌증후군, 석회화 소견으로 설명하는 걸 믿고 시키는 대로 특별한 치료도 하고 수술도 받고 했는데도 병은 낫지 않는다.

왜일까? 환자들의 어깨 증세는 의사들이 말하는 어려운 병명들과는 전혀 무관하기 때문이다.

그래서 어깨 증세들을 잘 고치려면 오히려 이렇게 어려운 병명들을 머릿속에서 지워버려야 한다. 대부분의 어깨 증세는 어깨관절 앞의 둥그렇게 만져지는 뼈(상완골두)와 몸통이 연결되는

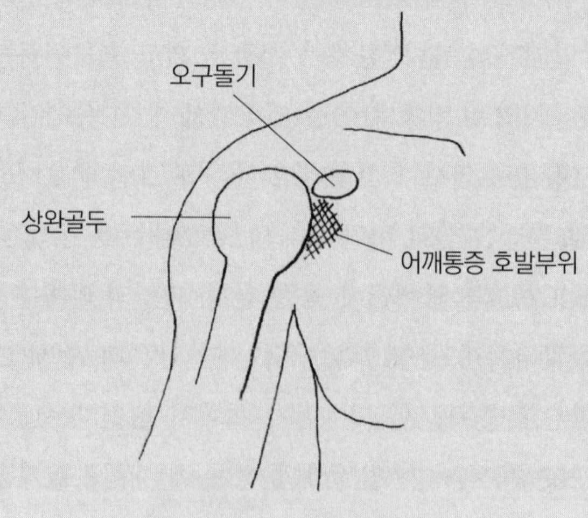

어깨통증 호발부위

바로 안쪽을 깊게 눌러보면 관절이 굳어져서 통증이 있는 부위(오구돌기 부위)를 찾아낼 수 있다.

아픈 부위를 찾아내서 집중적으로 두들기고 눌러 부드럽게 하고 굳어진 어깨 관절을 아프도록 체조해서 운동 범위를 되찾아 오면 해결된다. 복잡하고 어려운 설명은 필요없다. 부드러움이 없어지고 굳어진 어깨를 원래의 어깨처럼 부드럽게, 잘 움직이게 만들어 가기만 하면 된다. 누가? 환자 스스로만이 할 수 있다.

어깨 오구돌기의 비밀

어깨통증을 이해하고 치료하기 위해서는 오구돌기를 꼭 알아야 된다.

오구돌기(coracoid process)는 견갑골에서 튀어나온 조그만 돌기로, 어깨 앞에서 상완골두 바로 안쪽에서 만져서 확인할 수 있다. 이 오구돌기에는 3개의 근육(상완이두근의 단두, 오구완근, 소흉근)이 붙어 있는데, 어깨를 앞으로 올리고, 팔을 몸에 붙이고, 가슴을 조이는 기능을 한다.

한마디로 우리가 어깨를 긴장하며 사용할 때 쓰이는 근육들이다. 공부할 때나 모니터를 보며 집중할 때, 요리할 때 등등 거의 모든 일상생활에서 어깨를 긴장시키며 사용할 때 쓰이는 근

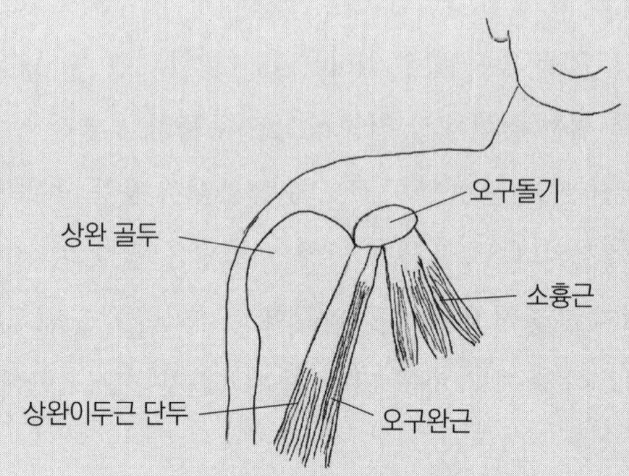

오구돌기에 붙는 3 근육들

육들이다.

그래서 이 세 근육이 붙어 있는 오구돌기는 늘 긴장이 쌓이게 마련이다. 오구돌기에 쌓인 근육, 힘줄의 긴장은 과도하게 쌓이면 부드러운 오구돌기 부위가 굳어지면서 어깨통증을 만들어내게 된다. 이 어깨통증이 우리가 흔히 어깨가 아프다고 말하는 통증이다. 대부분 어깨통증은 오구돌기 부위에서 일어난다고 해도 과언이 아니다.

오구돌기 부위가 점점 심하게 굳어지면 오구돌기 주변의 연부조직도 같이 굳어지면서 어깨관절의 움직임이 제한되기 시작한다. 이렇게 어깨 오구돌기 부위가 아프고 관절이 굳어져서 움직이기 힘들어지는 변화를 어깨의 퇴행성관절염, 혹은 오십견이

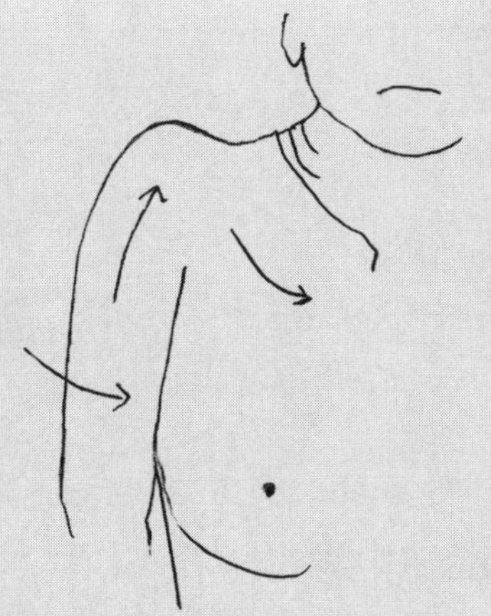

어깨를 올리고, 팔을 몸에 붙이고, 가슴을 움츠리는 긴장된 자세

라고 부른다.

진찰은 간단하다. 어깨의 상완골두 바로 안쪽을 깊숙이 눌러보면 아픈 자리를 찾을 수 있고, 환자의 팔을 움직여보면 제한된 운동 범위를 금방 확인할 수 있다.

치료방법도 간단하다. 굳어진 오구돌기 부위를 딱딱한 돌멩이 같은 도구를 이용해 아프도록 찧듯이 두들겨서 부드럽게 해주고, 어깨의 모든 운동 범위가 돌아오도록 아프게 움직여주면 된다. 환자 스스로 할 수 있는 것들이다.

평소에 어깨 긴장이 필요 없는 상황에서도 어깨를 말아서, 팔을 몸으로 붙이고, 가슴을 웅크려서 오구돌기 부위가 계속 긴

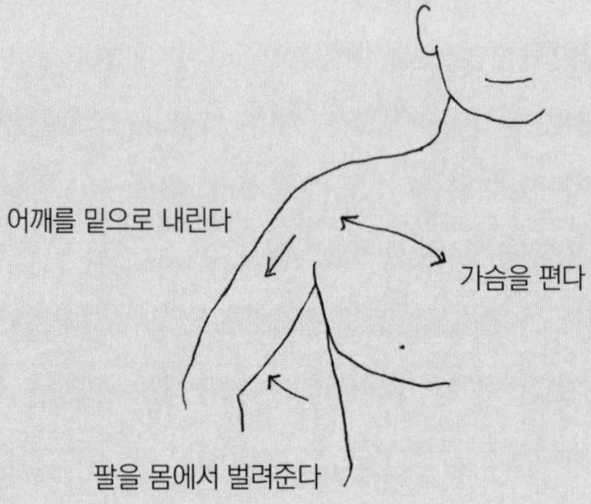

어깨 긴장을 푸는 운동법

장된 상태로 지내는 경우가 많다. 심지어 밤에 잘 때도 이런 자세로 긴장을 하고 자는 사람도 있다.

그래서 어깨 긴장이 필요 없는 때는 어깨를 밑으로 당겨 내리고, 팔을 몸체에서 벌어지게 하고, 가슴을 펴는 동작으로 오구돌기 부위에 긴장이 쌓이지 않도록 하는 습관이 중요하다. 간단하게는 올라가 있는 어깨를 당겨 내려주는 기분으로 스트레칭만 해줘도 효과가 있다.

다시 말하지만 회전근개 파열, 충돌증후군, 석회화 등을 부르짖으며 엉뚱한 검사나 치료를 권하는 의사들을 조심하자.

뼈가 부러지면 다 수술을 해야 할까?

우리 몸의 뼈가 부러졌을 때는 그 정도에 따라, 뼈의 종류에 따라, 환자의 나이에 따라 치료방법이 다 다르다. 정형외과 교과서에는 골절 치료방법에 대해서 수술이 필요 없는 보존적 치료와 수술이 필요한 경우로 나눠서 설명하고 있다. 그런데 그동안 사람의 뼈가 변했을 리도 만무한데 요즘은 뼈만 부러졌다 하면 모든 뼈를 수술해야 되는 것처럼 설명한다.

손가락, 발가락 골절도 수술하고, 쇄골 골절도 수술하고, 손목뼈도 수술하고, 정강이뼈 옆의 보조뼈인 비골도 수술한다. 다른 여러 부위에 금만 갔을 뿐 어긋남 없이 안정되어 있는 선상(線狀)골절도 수술을 해버린다. 물론 이런 경우에도 수술이 필요할 때가 드물게 있기는 하지만, 대부분 수술 없이 잘 회복될 수 있다.

갈비뼈 골절은 모르고 지나가는 경우도 많다. 나중에 우연히 가슴 X-ray 촬영에서 진구성(old) 골절로 알게 되는 일도 흔하다. 이런 갈비뼈는 대부분 금이 살짝 가는 정도의 안정성이 있는 골절이라서 통증관리만 하면 별문제 없이 나을 수 있다. 일반 X-ray 검사 외에 CT 촬영, 복부보호대 착용 등의 과잉진료가 필요하지도 않다.

그러면 수술을 안 해도 잘 치료가 되는 이런 골절에 왜 수술을 권할까? 간단하다. 돈 때문이다. 이런 골절은 환자 스스로 수술 여부를 판단하기가 어렵다. 그래서 의사들에게 부탁드린다. 제발 필요 없는 수술은 하지 말자고.

걷기

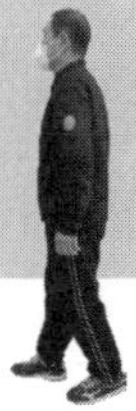

걷기 운동은 누구에게나 필요하고 좋은 운동인가?

걷기 운동은 누구에게나 필요하고, 누구에게나 다 좋은 운동이 아니다.

운동은 우리가 그 운동으로 얻으려 하는 목표에 따라 크게 두 가지로 나눌 수 있다. 유산소운동과 근력운동(혹은 무산소운동)이다. 유산소운동에는 걷기, 달리기, 자전거 타기, 수영 등이 있다. 호흡을 많이 하며 운동에 필요한 산소공급을 하고, 탄수화물과 지방을 에너지원으로 사용하며 지속적으로 하는 전신운동이다.

근력운동은 짧은 시간에 부위별로 근육을 수축시키며 근력 향상, 근비대를 얻는 무산소운동이다. 걷기 운동은 근력운동과는 달리 유산소운동으로 분류된다. 말 그대로 걷기는 근력강화 운동은 아니다. 유산소운동은 근육의 지구력이 생기긴 하지만 근육을 사용하는 운동이라, 근육이 발달하기보다는 근육 소모 운동에 가깝다. 마라톤 선수의 가냘픈 몸매를 생각하면 쉽게 이해할 수 있다.

나이가 들어가면서 근육의 부피가 줄어들고 근력은 약해진다. 허리통증, 엉덩이나 다리의 통증, 저림, 무릎 통증 등의 증세를 가진 환자들이 병원에 가면 의사들이 걷기 운동을 권한다. 마치 걷기 운동을 하면 치료에 도움이 되는 것처럼 말이다. 그런데 의사가 시키는 대로 걷기 운동을 하면 이런 증세들은 더 악화된다. 왜? 안 그래도 약해질 대로 약해진 근육 상태에서 걷기 운동을 하면, 근육수축으로 생기는 근력 증가보다는, 근육을 사용하면서 근육을 피로하게 만들어 근육이 더 약해지기 때문이다.

마치 오래 써서 기능이 떨어진 기계를 사용하는 것과 같다. 기능이 떨어진 기계를 마구 사용하기만 하면 기계의 원래 기능이 돌아올까? 그렇지 않다. 기계의 성능은 더 망가지고 못 쓰게 된다. 이런 기계를 다시 잘 쓰기 위해 필요한 것은 기능이 정상적으로 잘 작동되도록 고치고 난 이후의 꾸준한 정비, 점검이다.

사람도 기계와 마찬가지이다. 환자들에게 필요한 것은 근육의 문제를 해결하고 나서 건강한 사람처럼 사용하는 것이다. 그래서 기계를 함부로 사용하는 것과 같은 유산소운동보다는 근력운동의 비율을 안전하게, 점차적으로 늘려서 근육의 힘을 생기게 한 다음에 걷기 운동을 해야 한다.

걷기 운동은 근본적으로 약한 근육을 튼튼하게 만드는 운동이 아니다. 심폐기능을 좋게 하고 에너지 소비 효과가 있어 다이어트를 목적으로 하는 운동이다. 그래서 걷기 운동은 근육에 문제가 없는 사람이나 근육이 건강한 사람들이 하는 운동이다. 그러니 근육이 약해져서 힘들어하는 환자들에게 무턱대고 걷기 운동을 권하는 것은 조심해야 한다.

걸음의 기본자세

허리나 무릎에 통증이나 문제가 있을 때 무턱대고 하는 걷기 운동은 좋지 않다고 앞에서 설명했다. 이런 경우 걷기가 좋지는 않지만, 통증이 있어도 일상생활에서 걷지 않고 살 수는 없다. 그래서 통증이 있는 무릎과 허리 증세를 가진 사람들은 걸음의 자세를 특히 잘 배워야 한다. 물론 아프지 않은 사람도 반드시 알고 있어야 하는 기본들이다.

걷는 동작은 두 다리로 하는 것이다. 그런데 실제로 두 다리를 사용해서 걷는 사람은 그렇게 많지 않다. 어린이나 청소년 시절에는 아주 가볍게 두 다리를 사용해서 걷지만, 나이가 들어갈수록 상체가 앞으로 쏠리면서, 상체의 몸무게를 이용해서 걷게 된다. 실제로 이런 걸음 자세가 더 편하고 익숙한 사람이 대부분

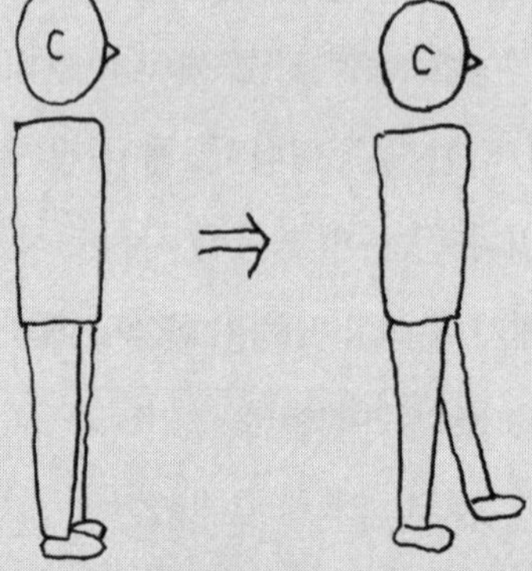

몸을 세우고 상체보다 다리를 먼저 내보낸다.(○)

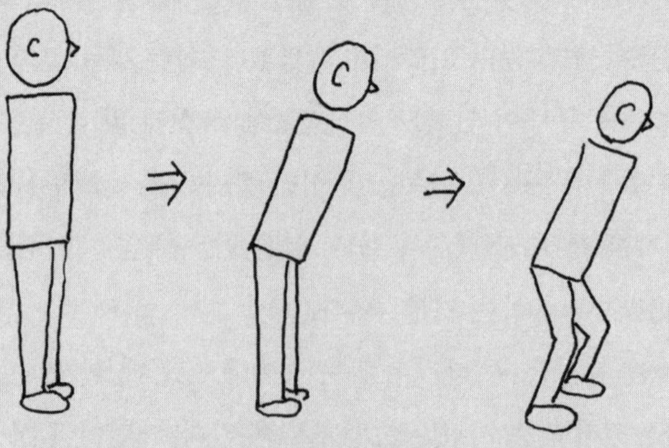

다리보다 상체가 먼저 나가면 구부러진 자세로 걷게 된다.(×)

바른 걸음 자세

이다.

다리보다 몸(상체)이 먼저 나가는 걸음은 허리도 굽어지고, 무릎도 굽어져서 힘든 걸음이 된다. 편안하고 제대로 된 걸음은 상체를 바로 세우고, 몸보다 다리가 먼저 나가면서 계속 두 다리로 걷는 것이다.

다리보다 몸이 먼저 나가거나 몸을 많이 흔들면서 비틀거리며 걷는 방법은 다리를 사용하는 걸음이 아니라 몸(상체)으로 걷는 비정상적인 걸음이다. 상체보다 다리를 먼저 내보내면서 몸을 바로 세우고 걷는 자세는 처음에는 어색하고 더 힘들 수도 있다. 처음에는 힘들어도 노년에 꼬부랑 노인이 되지 않으려면 지금부터 걸음의 자세를 교정하는 것이 필요하다.

엉덩이 사용법의 비밀

앞 글에서 허리가 튼튼하고 중심이 되는 곳은 아니라는 설명을 했다.

우리 몸의 중심이 되는 곳은 엉덩이다. 엉덩이가 크고 튼튼한 것은 근육이 많기 때문이고, 이렇게 근육이 많은 이유는 그만큼 큰 엉덩이 근육의 힘을 사용하라는 것이다. 그런데 일상의 움직임 속에서 이렇게 큰 엉덩이 근육을 효율적으로 사용하는 사람은 별로 없다. 평소에 쓰이지 않는 엉덩이 근육은 나이가 들수록 힘이 빠지고, 흐물흐물 약해진다.

엉덩이가 약해지면 크고 튼튼했던 엉덩이 근육이 해야 할 일을, 약하고 불안정한 허리나 조그만 무릎 관절이 대신하게 된다. 이런 이유로 나이가 들수록 허리와 무릎이 점점 아프고 기능이 떨어진다. 그래서 나이가 들수록 엉덩이 근육을 활성화시켜 튼튼하게 유지해야 한다.

의자에 앉아서 일어나는 동작, 서 있다가 의자에 앉는 동작, 걸어 나가는 동작 등은 자신의 몸무게에 저항하면서 해야 하는 힘든 동작이다. 이 힘든 동작들을 허리와 무릎을 거의 쓰지 않고 엉덩이를 사용해서 움직이는 법을 배워보자.

의자에서 일어날 때

1. 엉덩이를 잘 사용하기 위해서는 우선 무릎을 밖으로 벌리고 앉은 자세에서, 몸을 앞으로 숙이는 인사를 항상 먼저 하고 다음 동작을 한다. 의자에 앉아서 머리가 무릎까지 가도록 인사하는 동작부터 한다.
2. 머리는 계속 숙이고 있는 자세에서 엉덩이를 무릎이 다 펴질 때까지 들어 올린다.
3. 머리를 들어 올려 몸을 일으키고, 몸을 세운 다음 골반을 앞으로 밀어주며 선다.

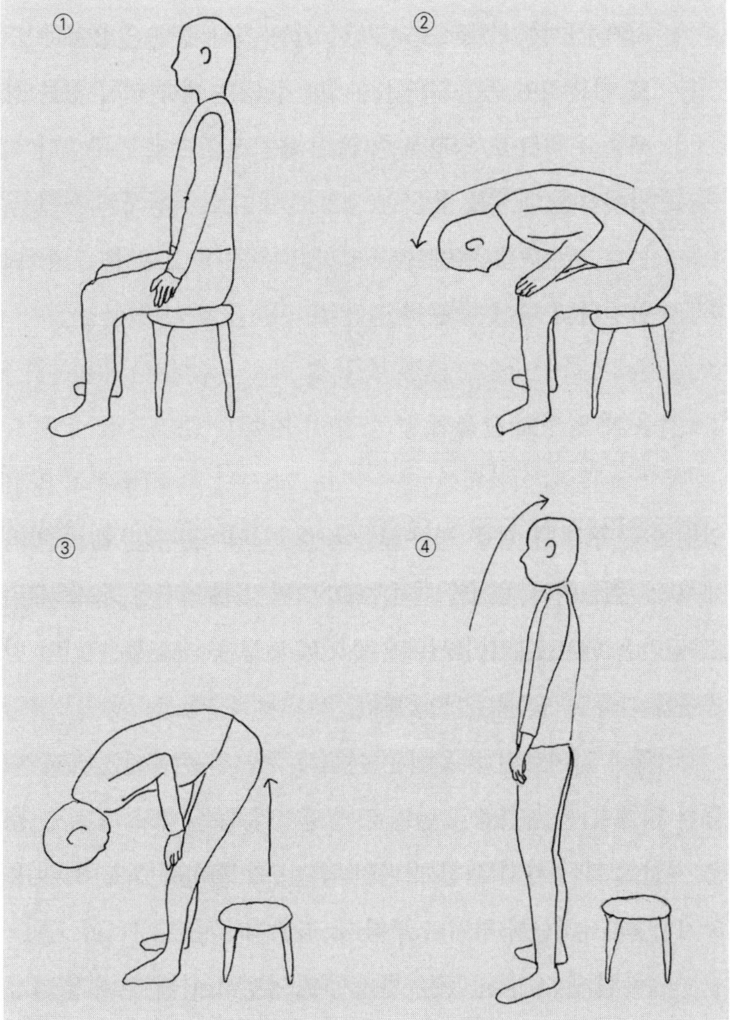

엉덩이를 이용해서 일어나는 법

의자에 앉을 때

1. 의자 가까이 무릎을 펴고 서 있는 자세에서, 앞으로 90도로 인사하며 몸을 숙인다. 이때 무릎은 계속 펴져 있는 상태를 유지하고, 엉덩이는 뒤로 빼는 느낌으로 인사한다.
2. 인사하는 자세를 유지한 채로 엉덩이로 천천히 의자에 앉는다. 두 무릎을 밖으로 벌리고 손을 대고 앉는 것이 더 안전하고 힘이 덜 든다.

걸을 때 엉덩이 사용법

무거운 몸을 이동하는 걸음도 허리와 무릎을 사용하지 않고 엉덩이 근육의 큰 힘을 사용해야 된다. 엉덩이를 사용해서 의자에서 일어날 때의 마지막 자세(93쪽 그림 ④)에서처럼, 몸을 세우고 골반을 앞으로 밀어주는 느낌으로 걸음을 시작하는 것이 엉덩이를 사용해서 걷는 방법이다.

이렇게 걸어보면 처음에는 어색하지만 걸음이 안정되고, 힘들지 않게 걸을 수 있다. 반대로 엉덩이의 힘을 빼고 뒤로, 아래로 처진 엉덩이 자세로 걷게 되면 엉덩이의 큰 힘은 하나도 사용하지 못하고 대신에 허리와 무릎이 고생하게 된다.

나는 실제로 허리, 무릎 환자들이 엉덩이가 뒤로 빠진 자세로 힘들게 허리, 무릎 힘으로 걸어다니는 안타까운 광경을 많이 본다.

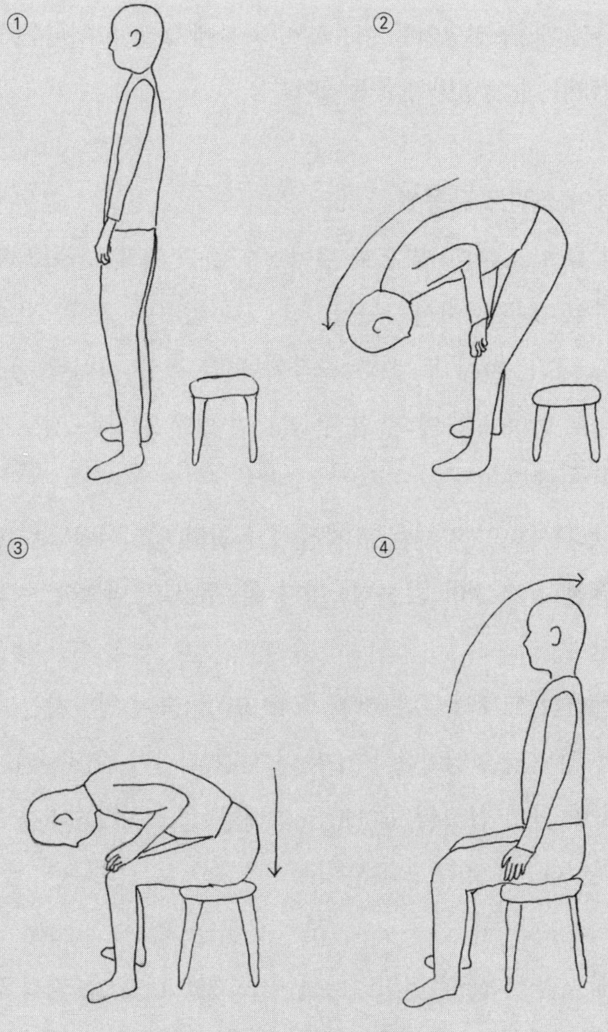

엉덩이를 사용해서 의자에 앉는 방법

온 국민이 해야 하는 최고의 엉덩이 운동법

앞에서 배운, 엉덩이를 이용해서 의자에 앉고 일어나는 방법을 응용해서 하는 엉덩이 운동법이다.

엉덩이 스쿼트 운동법

1. 발을 45도 정도 밖으로 벌려 8자 걸음 자세로 하고, 몸을 바로 세우고 서서, 무릎을 편 채로 머리를 숙이면서 인사를 한다. 이때 두 손과 팔꿈치가 양 무릎 사이에 있도록 서로 만나게 붙인다. 할 수 있으면 발목을 잡을 정도로 숙이면 좋다.
2. 머리를 숙인 자세를 유지하며 천천히 엉덩이를 내리면서 완전히 쪼그려 앉는다. 이때 양 무릎은 밖으로 향하게 된다.
3. 완전히 쪼그려 앉은 자세에서 머리를 숙여 인사하는 동작을 하면서 엉덩이를 무릎이 다 펴질 때까지 들어올린다
4. 골반 앞이 천정을 향하도록 최대한 밀어주고 허리를 뒤로 젖힌다.(98, 99쪽 그림 참조)

이때 눈을 감으면 어지러워질 수도 있으니까, 끝까지 눈을 뜨고 동작한다. 이 8자 걸음 엉덩이 스쿼트 운동은 스트레칭, 엉덩이 근력, 전신 균형감각의 훈련에 많은 도움이 된다. 무릎이

아프거나 허리가 아픈 환자들도 생각보다 쉽게 해낼 수 있다. 실제로 70, 80대의 노인들에게 이 운동을 반복 설명해서 익숙해지면 몸의 움직임이 좋아지고, 균형감각도 좋아질 뿐만 아니라 무릎이나 허리 증세도 같이 좋아지는 경우가 많다.

나는 8자 걸음 엉덩이 스쿼트 운동이 전 국민이 기본으로 하는 운동법이 되었으면 하고 바란다.

* 젊은이들이 스쿼트 운동 후에 무릎이나 허리통증을 호소하는 경우가 있다. 대부분 발을 11자 자세로 평행하게 해서 스쿼트를 하기 때문이다.

11자 발 자세로 스쿼트를 하면 엉덩이보다는 무릎이나 허리에 자극이 더 많이 가기 때문에 통증이 생겨난다. 또 무릎을 굽히면서 빠르게 숙이고, 일어나는 일반적인 스쿼트 운동법도 무릎이나 허리통증을 만들어낸다. 당연히 이런 자세로 스쿼트를 하는 것은 노인들이나 초보자들에게는 무릎, 허리 부상을 일으킬 수 있기 때문에 피해야 한다.

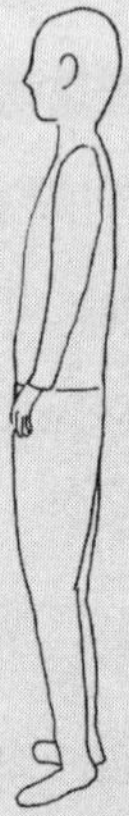

① 팔자걸음 자세로 선다.

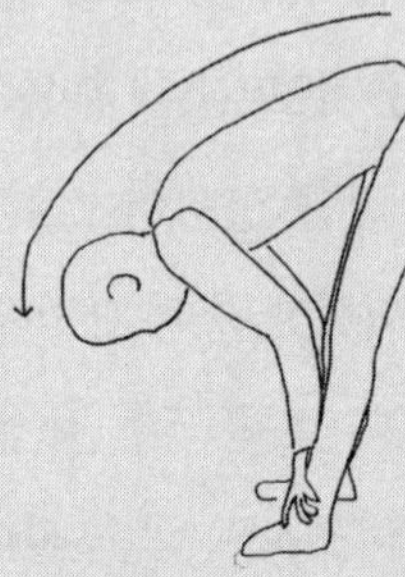

② 무릎을 펴고 인사하면서
발목을 잡는다.

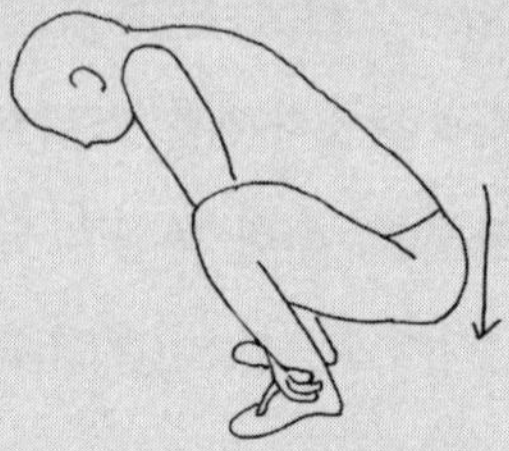

③ 엉덩이를 내리면서
완전히 쪼그려 앉는다.

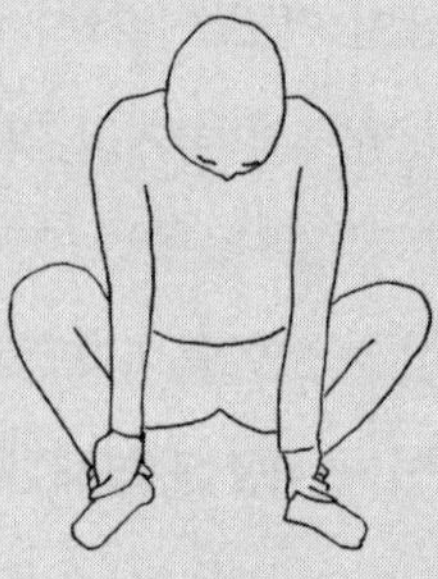

④ 쪼그려 앉은 자세에서
팔꿈치가 무릎 안쪽으로 위치하게 한다.

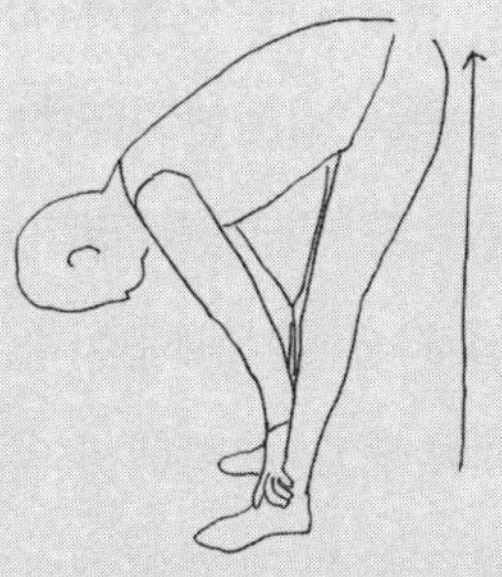

⑤ 앞으로 인사하여 무릎이 펴질 때까지 엉덩이를 올린다.

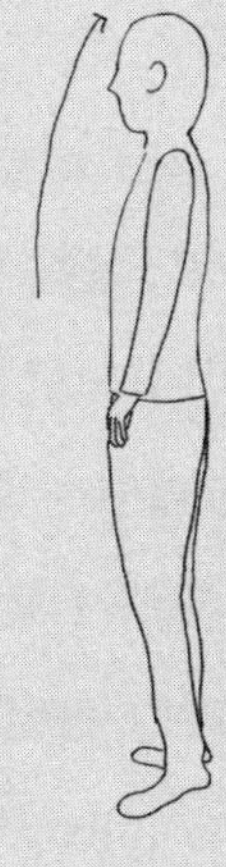

⑥ 허리를 세우며 일어선다.

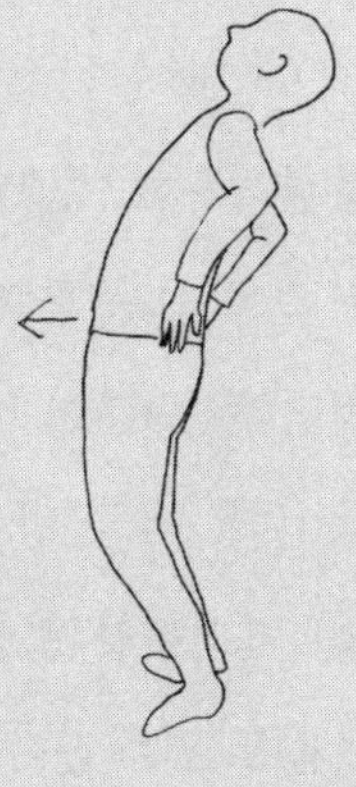

⑦ 골반이 앞으로 향하도록
허리를 젖혀준다.

엉덩이 스쿼트 운동법

8자 걸음이 안 좋다?

바르게 걷기의 기본이 11자 걸음이라고 살못 알고 있는 사람들이 많다. 그래서 자로 잰듯이 두 발을 11자처럼 걸으려고 애를 쓴다. 막상 이런 11자 걸음을 해보면 어색하고 무언가 부자연스럽다. 왜냐하면 우리 발은 약 5도 정도 밖으로 향해 위치하는 것이 자연스러운 해부학적 자세이기 때문이다. 실제로 자연스럽게 걸을 때는 10도 이상 발이 밖으로 향해서 약간 8자 걸음으로 걷게 된다. 그래서 신발 뒤축을 보면 자연스럽게 바깥쪽이 더 닳기 마련이다. 그러니 바깥쪽 신발 뒤축이 자연스럽게 닳는 걸 못 견뎌하면서 "문제가 있네, 없네." 하며 호들갑을 떠는 전문가들의 말은 무시하자.

정상보다 발이 안으로 들어오는 억지 11자 걸음은 무릎 안쪽에 비정상적으로 힘이 많이 들어가게 하고, 무릎이 다 펴지지도 않아서 병적인 무릎이 되게 마련이다. 발이 10도 이상 밖으로 향하는 걸음은 무릎이 다 펴지면서 다리에 버티는 힘이 생겨 훨씬 효율적이다. 지금 당장 무릎 관절염 증세로 힘들다면 20~30도 정도 더 벌려 8자 걸음을 해야 한다. 그러면 관절의 안정성도 생기고 걸음도 편해진다.

배 부른 임신부에게도 11자 걸음을 권해야 할까? 부른 배, 무거워진 몸으로 안전하게 아기를 보호하며 예비 엄마들은 자연스럽게 더 밖으로 넓어진 8자 걸음으로 안정된 걸음을 걷는다.

그 모습이 나는 아름답게 보인다.

* 빠른 걸음으로 속도를 올려 걷는 파워워킹이나 조깅 등의 동작에서는 11자 걸음이 필요하다.

발을 내딛을 때는 뒤꿈치부터?

요즘 족부전문가라고 하는 사람들이 마치 전문가의 소견인 것처럼 걸음의 시작은 뒤꿈치부터라고 떠들어댄다. 발을 내딛을 때 현실에서 체감하는 것과 전문적인 이론은 많은 차이가 있다. 밥상에서 밥을 먹기 전에 농부가 볍씨를 키워 모내기를 하고… 뭐 이런 과정을 떠올리면서 내가 먹을 밥에 대하여 전문적으로 분석하다가는 어느 세월에 밥을 먹나?

현미경적인 관찰을 통해 걸음을 분석하면 발을 내딛을 때 뒤꿈치가 먼저 닿는지는 모르겠지만, 현실의 걸음은 머릿속에 그런 단계를 구분하고 있을 여유가 없다. 그냥 발바닥의 모든 면이 지면과 다 접촉하도록 발을 내딛는 게 걸음의 기본이다. 상상 속의 비행접시가 지면에 착륙하듯이 발바닥의 모든 면을 사뿐히 내려 밟아 주는 것이, 발바닥 전체 면에 몸무게의 힘이 골고루 분산되기 때문에 탄력적인 발걸음을 할 수 있게 된다.

발가락이 아프거나 뒤꿈치가 아프거나 하는 등의 발의 어떤

부분에 증세가 있을 때를 보자. 아플까 두려워하며 발끝을 들거나 뒤꿈치를 들어서 불안정한 자세로 발의 한 부분에만 힘이 많이 가는 걸음은 발을 더 힘들게 한다. 발의 어떤 한 부분이 아플 때도 발바닥 전체를 지면에 살짝 닿게 하면서 체중이 발바닥에 고루 전달되게 하는 것이 좋다. 그러면 아픈 부위에 가는 힘도 상대적으로 적어지면서 그나마 걸음이 쉬워진다.

힐이 높은 구두, 힐 부위를 아예 없애버린 신, 힐 부위에 스프링 장치를 한 신, 슬리퍼같이 뒤꿈치와 신발 바닥이 벌어지는 것들은 모두 불안정한 걸음을 만든다. 그런데 이런 특별한 디자인의 신을 비싸게 구입해서 치료용으로 착각하고 뒤뚱거리며 불안정한 걸음을 하는 안타까운 경우도 많다. 운동화 같은 보통 신발을 신고 발바닥 전체를 가볍게 땅에 닿게 해서 편안한 걸음을 즐기자.

2부

알고 보면 근육이 원인인 병

두드려라

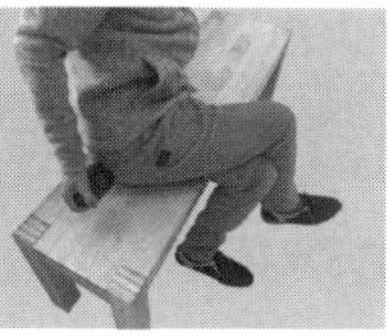

갑상선 환자 제조기 vs 하지정맥류 환자 제조기

갑상선 전문병원에 가면 누구나 갑상선 환자가 될 수도 있다. 실제로 갑상선 진료를 받는 친구를 따라갔다가 순식간에 갑상선 검사와 치료를 일사천리로 받게 되어 황당했다는 얘기도 들었다. 이런 일이 가능한 것은 갑상선 증세가 애매하기 때문이다. 조금만 피로감을 호소해도 바로 갑상선 환자로 둔갑할 수 있다. 나머지 증세도 뚜렷하게 구별되는 것들은 없다.

하지정맥류 치료는 대부분 의료보험에 해당되지 않는 비보험 치료이다. 많게는 수백만 원씩 비용이 든다. 그런데 하지정맥류도 갑상선 증세와 비슷한 경우가 많다. 애매하기가 그지없다. 나이가 들어가면서 정맥의 탄력이 떨어지고 혈관이 굵어지며 순환이 느려지는 변화는 자연스러운 것이다. 종아리 정맥이 약간 울퉁불퉁해서 보기에 좋지는 않지만, 특별하게 다리에 증세를 일으키지는 않는다. 이것이 통증이나 저린 증세와는 관계없다.

그런데 하지정맥류를 치료하는 의사들은 이런 증세가 하지정맥류 때문이라고 설명한다. 방치하면 다리가 썩을 수도 있다고 겁을 주기도 한다. 지하철이나 버스 광고를 이용해서 환자들을 힘들게 하고, 다리가 조금만 불편해도 혹시 이들이 말하는 하지정맥류가 아닐까 걱정하면서 하지정맥류 병원을 들어서는 순간, 이미 하지정맥류 환자로 정해지고 준비된 순서대로 지갑을 열게 된다.

내가 진료실에서 만난, 하지정맥류 전문병원에서 많은 돈을 들여 치료를 받은 환자들은 하나같이 똑같은 얘기를 한다. 뭐, 치료를 받아도 증세는 똑같고, 나중에는 정맥도 다시 원래 모양대로 돌아가고, 치료받은 병원에 가서 물어보면 재수술하자고만 하고, 아무리 생각해봐도 속은 것 같다고. 하지정맥류로 보이는 대부분의 소견은 특별한 치료가 필요 없다. 심한 경우에는 자주 다리를 올리고, 테니스공 등을 발 쪽에서 무릎 쪽으로 굴리며 마사지를 하거나 종아리 뒤에 나무방망이 같은 것을 끼워놓고 눌러주는 방법으로 충분히 좋아질 수 있다.

수전증, 근력을 키워 근 수축력을 높여야

의도하지 않았는데도 저절로 손이 떨리는 증세를 수전증이라고 한다. 이런 손떨림 증세는 원인도 잘 모르고, 치료도 안 되는 불치병으로 알려져 있다. 실제로 손떨림 증세를 가진 수많은 환자들이 치료를 포기하고 운명인 것처럼 받아들이며 힘들게 살아가고 있다.

정말로 수전증은 원인도 모르고 고치기도 힘든 병일까? 아니면 의사들이 밥 먹듯이 쉽게 말하는 파킨슨병이 원인일까? 아니다! 절대 그렇지 않다. 수전증은 원인도 뚜렷하고, 파킨슨병도 아니다. 오히려 노력만 하면 의외로 쉽게 고쳐나갈 수 있는 병이다.

수전증의 완전 정복을 위해서는 전완(팔꿈치와 손목 사이) 근육이 늙어가면서 진행하는 퇴행성 변화 때문에 생겨나는 증세라는 점을 이해해야 한다. 전완의 근육은 나이가 들어가면서 부드러움이 없어져 탄력을 잃고 근육의 힘이 약해져 가는 퇴행성 변화가 진행된다. 전완 근육의 이런 변화를 관리하지 않은 채 계속 늙어가면 어떻게 될까? 근육은 더 굳어지고, 근육의 양도 줄어들어 가늘어지고, 팔의 힘은 더 없어지게 된다. 근육에 힘이 있다는 것은 근육이 무게 저항을 이기면서 수축을 하는 것이다. 무거운 바벨을 들어올릴 수 있는 것은 바벨의 무게저항을 이겨낼 수 있는 근육 수축력이 있기 때문이다.

내가 들어올리기에 버거운 무게를 들어올리려고 하면 그 무게저항을 감당하기 위해서 팔 근육을 최대한 수축시켜야 하는

데, 그러면 부들부들 팔을 떨게 된다. 개개인의 근육 수축력이 한계 무게저항을 이겨내지 못하면 근육은 떨게 된다. 무게저항이 크지 않을 때에도 근육 떨림이 생길 수 있다. 무거운 것을 반복해서 들어올리는 근력 강화운동을 열심히 하고 난 뒤에는 근육의 힘이 빠진다. 반복되는 근수축 운동으로 긴장도 계속되어 가벼운 물컵을 들거나 글씨를 쓰기가 힘들다. 가벼운 무게저항이긴 하지만 이런 정교한 동작을 위해 필요한 전완 근육의 수축력이 일시적으로 떨어져서 손을 떨게 되는 것이다.

이와 마찬가지로, 나이가 들어 팔근육이 약해지면 수축력도 떨어진다. 평소에 컵을 들거나 글씨를 쓸 때처럼 정교한 동작을 하기 위해 필요한 근육 수축을 잘하지 못하고, 이런 가벼운 무게저항에도 떨게 되는 것이 수전증이다. 특별한 동작을 할 때 말고 심리적인 긴장을 하는 때에도 손떨림이 생겨난다. 남의 시선을 의식할 때라든지, 컵을 쥐기 전에 떨지 않으려고 스스로 미리 긴장을 하면 더욱 손을 떨게 된다.

심리적으로 안정되어 있는 편안한 상태에서는 긴장된 근육 수축을 안 하게 되니까 손떨림 증세도 없어진다. 잠자는 동안에는 손떨림 증세가 없는 것도 그런 이유이다. 수전증은 나이가 많을수록 많아지고, 남자에 비해서 상대적으로 근육이 약한 할머니들에게서 더 많이 보인다. 병석에 누워서 쇠약해진 노인들에게서 쉽게 볼 수 있는 이유도 이것이 늙어가는 근육의 변화이기 때문이다.

이렇게 노인 수전증의 원인은 뚜렷하다. 팔근육이 늙어가면서 진행하는, 근육이 굳어지고 힘이 약해지는 퇴행성 변화가 그 원인인 것이다. 파킨슨병이 원인이라느니, 영양소의 결핍이 원인이라느니 또는 원인을 잘 모른다느니 하는 얘기들은 머릿속에서 다 지워버려야 수전증을 이겨낼 수 있다. 이렇게 수전증의 원인을 정확하게 이해하고 두려움 없이 스스로 해결해나가려는 의지만 있다면 누구나 수전증을 고칠 수 있다.

수전증의 치료는 팔꿈치 안쪽과 바깥쪽의 근육들과 전완의 여러 부위를 두들겨주고 스트레칭을 하는 것이 기본이다. 그리고 그것보다 더 중요한 것은 근력을 키워 근 수축력을 높여가는 것이다. 그런데 노인들, 특히 할머니들은 이런 근육 운동을 해내기가 쉽지 않다. 가벼운 악력기를 이용해서 주먹을 꽉 쥐는 운동, 손끝을 힘주며 펴는 운동, 가벼운 무게의 덤벨운동, 서서 벽에 손을 대고 팔굽혀 펴기 등등의 방법을 이용해서 시작하고, 점차 무게저항을 늘려가면서 근력을 키워야 한다. 좀 더 익숙해지면 헬스장에 가서 여러 가지 근육운동 기구를 이용해 훈련을 하면 팔근육의 힘이 세지면서 수전증은 사라지게 된다.

근력운동 중간중간 주먹으로 팔근육 두들기기와 스트레칭, 손 털어내기를 해서 근육긴장을 풀어주는 것도 필요하다. 젊은 나이라도 중요한 발표를 하려면 근육이 긴장을 한다. 분노하거나 술잔에 술을 따를 때 등의 상황에서도 근육이 평소보다 갑자기 긴장을 하면 손을 떨게 되는데, 이는 노인 수전증과 마찬가지 기전(mechanism)으로 일어난다.

팔근육의 퇴행성 변화로 일어나는 노인들의 수전증이나 젊은 사람들의 일시적인 수전증은 걱정할 증세가 아니다. 평소에 근육관리만 잘하면 아무런 문제 없이 해결될 수 있다는 점을 이해하시길 바란다. 수전증은 난치병이 아니고 스스로 고칠 수 있으며 완치될 수 있는 증세이다. 용기를 내고 도전해서 수전증의 완전정복을 경험하자!

체머리, 목과 어깨 근육 두들겨서 부드럽게

노인들의 수전증은 팔 근육 자체의 퇴행성 변화로 생겨나는 것이라고 앞에서 설명하였다. 수전증이 생겨나는 기전을 잘 이해하면 머리를 흔드는 체머리 증세도 그 원인을 쉽게 알 수 있고, 고쳐낼 수 있다. 노인들의 근육이 늙어가며 약해지는 것은 선택적으로 아랫팔 근육에만 국한되는 것이 아니라 전신의 근육들이 다 같이 늙어가게 된다.

수전증을 일으킬 정도로 팔근육이 약해져 있다면 몸의 다른 근육도 같이 약해져 있기 마련이다. 평소에 우리가 아무렇지 않게 머리를 세워 들고 일상생활을 하고 있는 것은 무거운 머리 무게를 감당하며 받치고 있는 목과 어깨의 근육이 힘이 있기 때문이다. 이렇게 머리라는 무게저항을 이겨내는 근육의 수축력이 있을 때에는 별로 의식하지 못하고 살아간다. 하지만 나이가 들어가면서 머리를 지탱하는 근육이 굳어지고 힘이 약해지면 머리의 무게저항을 이겨내지 못하고 목 근육이 떨리면서 머리를 흔들게 되는 것이다.

손을 떠는 수전증이 뇌와는 아무런 관련 없이 팔근육 자체가 늙어가면서 생기는 것처럼, 체머리 증세도 목과 어깨 근육 자체가 늙어가면서 힘이 없어서 생기는 것이지, 뇌나 다른 원인으로 오는 것은 아니다. 치료도 수전증의 경우와 마찬가지로, 굳어져 있는 목이나 어깨 근육을 부드럽게 하고 근육의 힘을 키워나가면 된다.

구체적인 치료방법은, 목 뒤나 어깨부위 근육을 두들겨서 부드럽게 하고, 뒤돌아보기 스트레칭을 비롯해서 목을 여러 방향으로 끝까지 스트레칭하는 것이 기본이다. 체머리 증세를 가진 대부분 노인들은 목 근육이 너무 굳어 간단한 스트레칭을 하기도 힘들어하는 경우가 많다. 하지만 흉내만 내도 효과가 있으니 차근차근 익숙해지도록 도전해보자.(43쪽 그림 참조)

목주위 근육의 힘을 키우기 위해 특별히 목근육을 강화시키는 운동법이 따로 있지는 않다. 근육운동을 할 때 최대의 힘을 내기 위해 근육을 최대한 수축시키는 것처럼 그런 모든 운동이 목주위 근육을 튼튼하게 한다. 승모근을 비롯해서 목주위 근육을 강화시키는 근력운동을 따로 해주는 것도 많은 도움이 된다.

평소 윗몸 일으키기, 크런치 운동, 백익스텐션 운동을 해서 배, 허리, 목근육을 단련시키는 것도 좋다. 이렇게 여러 가지 방법으로 목주위 근육을 부드럽게 하고 튼튼하게 만들어가면 누구나 체머리 증세를 고칠 수 있다.

파킨슨병, 두드리고 펴라

파킨슨병은 불치의 병이 아니다. 앞의 수전증, 체머리의 원인들을 이해하고, 몇 가지 기본만 더 이해하면 누구나 고쳐나갈 수 있는 병이다. 파킨슨병의 완전 정복을 위해서 파킨슨병의 정체를 같이 알아보자.

지금부터 200년 전에 영국의 파킨슨이라는 의사가 손을 떨고, 몸이 굳어지고, 불안정한 자세를 가진 6명의 환자 증세를 기술했다. 그리고 그런 증세가 경추의 척수에 이상이 생겨서 오는 것이 아닌가 하고 추측했다. 파킨슨 사후 몇십 년 뒤, 프랑스 의사 샤르코가 이런 증세를 '파킨슨병'이라고 명명하였다. 지금까지도 그 원인은 확실히 알려지지 않은 채 막연히 뇌의 이상이 원인이지 않을까 하고 추측만 하고 있는 실정이다.

파킨슨병의 대표적인 원인으로 알려져 있는 것은 뇌의 퇴행성 변화로 인한 도파민 부족 때문이라는 설명이지만 이것도 확실한 것은 아니다. 결론적으로 말하자면, 파킨슨병의 원인은 아직 잘 모르고 있다는 것이다. 원인을 잘 모르고 있는 파킨슨병을 치료한다는 약들도 당연히 많은 문제점이 있게 마련이다. 이런 약들은 장기복용하면 오히려 정신장애, 행동장애 등등의 부작용에 시달리게 되는 경우도 많다.

어떻게 보면 파킨슨병을 치료한다는 약들 때문에 어처구니없게도 더 확실한 파킨슨병 환자가 되어가는 것일 수도 있다. 파킨슨병의 정체는 정말 알 수 없는 것일까? 아니다. 파킨슨병이라고 알려져 있는 증세를 하나씩 분석해서 들여다보면 해답을 알 수 있다. 손을 떠는 수전증 증세는 앞에서 설명한 대로 뇌와는 아무런 관계가 없고, 팔 근육이 굳거나 힘이 없어서 생기는 것이다. 두들기고 스트레칭하고 근육의 힘을 키워나가면 얼마든지 고칠 수 있는 증세이다.

수면 중에는 손떨림 증세가 없는 것, 젊은 사람들에게서도 일시적으로 손떨림 증세가 있는 것도 뇌의 퇴행성 변화와는 무관하다는 증거가 될 수 있다. 늙어가면서 팔근육뿐만 아니라 우리 몸의 다른 근육들도 마찬가지로 굳어지고 약해지는 변화가 일어난다. 그러면 체머리 증세를 보이기도 하고, 전신의 움직임도 어려워지게 된다. 우리 몸을 움직일 수 있는 것은 근육의 힘(=수축력)이 있기 때문이다. 근육이 굳고 힘이 없어지면 기능을 못하게 되면서 일어나고 앉고 눕는 사소한 동작도 어려워진다. 그래서 아주 천천히 움직이게 된다.

힘들게 일어난 후에도 허리에 힘을 줘서 펴고 서 있는 동작을 유지하기도 힘들어 구부정한 자세를 취하게 된다. 파킨슨병의 증세라고 알려져 있는 굼뜨고 느린 동작과 구부정하게 굳어 있는 몸도 뇌와는 무관하게 온몸의 근육이 약해져서 생기는 것임을 알 수 있다.

노인들의 종종걸음, 자주 넘어지는 현상도 파킨슨병의 증세라고 알려져 있다. 그런데 알고 보면 이런 증세도 뇌와는 전혀 관계가 없다. 근육의 힘이 없고 구부정하게 굳어진 노인이 앞으로 걸어 나가려면 다리 근육을 사용해서 걸음을 시작해야 한다. 그런데 다리 근육에 힘이 없어서 걸음의 시작이 꾸물거려진다. 또 약해진 다리의 힘으로 멀리 내딛지 못하고 아주 조금씩 내딛는 종종걸음을 하게 된다. 다리 근육의 힘이 부족하기 때문에 다리가 먼저 나가면서 몸을 끌고 가는 제대로 된 걸음이 안 된다. 머리와 상체를 다리보다 먼저 내보내면서 몸이 다리를 끌고 가는 전형적인 노인걸음을 하면서, 앞으로 쏟아지는 머리와 상체의 무게를 이기지 못하고 감당할 수 없는 속도로 종종걸음으로 걷게 되는 것이다. 심지어 이렇게 앞으로 쏟아지는 무게와 빨라진 걸음속도를 감당하며 뒤따라가는 다리가 균형을 잃고 더 못 버티게 되면 넘어지기도 한다.

이렇게 떨림증세가 있고, 행동이 느려지고, 몸이 뻣뻣하게 굳고, 걷기가 힘들어지고, 자주 넘어지면 외출도 줄어든다. 일상생활의 모든 움직임을 안 하게 되면 온몸의 근육은 더 약해지고 굳어 집안에만 있다가 나중에는 자리에 누워 일어나지도 못하게 되는 것이다.

이런 증세들은 온몸 스트레칭으로 근육과 관절을 부드럽게 하고, 국소적으로 많이 굳어 있는 부위는 두들겨서 부드럽게 풀어나가야 한다. 그리고 점차적으로 근육 강화운동을 해서 온몸의 근육 힘을 키워나가면 치료가 될 수 있다. 근육의 상태가 좋아지면 실내에서 조심해서 제자리걸음을 연습해 균형 잡힌 자세를 만든 다음 외출에도 도전해보도록 한다. 전신의 근육이 약해져 있는 노인들이 두들기기, 스트레칭, 근력운동을 하기는 쉽지 않다. 그렇지만 이미 늦은 것 같은 지금이라도 포기하지 않고 근육관리에 도전하면 누구나 좋아질 수 있다.

파킨슨 약을 멀리하고, 환자분들 스스로 오랫동안 아프고 괴롭도록 근육을 관리해나가면 파킨슨병은 완전 정복될 수 있다. 여러분 지금 도전하십시오.

파킨슨병과 치매

나이가 들어가면서 손을 떨고, 행동이 느려지고, 몸이 굳어지는 증세들은 근육의 문제이지 뇌와는 무관하다는 설명을 앞에서 했다. 노인성 치매는 뇌의 퇴행성 변화가 원인이기 때문에 이런 증세들과는 무관하다. 치매가 있어도 전혀 운동장애 없이 일상생활을 하는 사람도 많다.

파킨슨병 증세를 가진 노인들 중에서 어떤 분들이 불행하게도 우연히 치매를 같이 겪는 것이다. 파킨슨병의 합병증으로 치매가 오는 것도 아니고, 파킨슨병이라면 누구나 치매에 걸리는 것도 아니다. 다만 파킨슨병은 늙어가면서 생기는 질환이니 만큼, 늙어가는 다른 노인들과 마찬가지 확률로 우연하게 치매에 걸리는 것뿐이다.

누르고 펴라

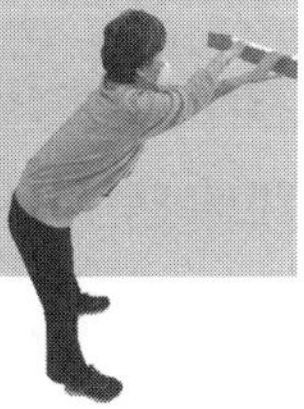

협심증의 비밀

심장이나 폐에 특별한 병도 없고 검사상 이상도 없는데 만성적으로 혹은 간헐적으로 가슴 통증을 호소하는 사람들이 많다. 이런 가슴 통증은 가슴 근육이 굳어져서 오는 경우가 대부분이다. 가슴의 가운데에는 갈비뼈(=늑골)가 붙는 흉골이 있고 흉골과 갈비뼈는 6~7개 관절로 연결되어 숨을 들이마실 때 가슴을 부풀리는 작용을 하게 된다. 이 관절부위를 중심으로 근육이 주로 잘 굳어지고 그 바깥쪽으로도 근육에 긴장이 쌓여 통증을 일으킨다.

우리가 일상생활에서 집중하는 자세를 취할 때, 머리를 숙이고, 어깨를 웅크리고, 가슴과 배 사이를 접게 된다. 이렇게 앞가슴이 접힌 채로 긴장된 자세를 반복하면서 생활하다 보면 흉골 주위의 관절과 근육들이 굳어지면서 통증을 느끼게 되는 것이다. 이런 통증을 해결하기 위해서는 흉골 주위와 갈비뼈 사이의 여러 곳을 손끝으로 깊게 눌러봐서 굳어지고 아픈 곳을 찾아내면 된다. 가슴 통증을 일으키는 곳을 찾아내기 위해서는 한 번 눌러 찾기는 어렵지만 반복해서 의심 가는 곳을 깊고 세게 눌러보면 엄청나게 아픈 곳을 찾아낼 수 있다. 이런 자리는 한 군데만 있는 것이 아니고 흉골 주위 아래, 위나 갈비뼈를 따라서 여러 군데가 있을 수 있다.

가장 아픈 곳부터 지압봉으로 깊게 반복해서 눌러 부드럽게 풀어주고, 두 손을 등 뒤에서 잡고 팔을 편 다음 몸을 뒤로 젖혀 굳어진 가슴 관절과 근육을 적극적으로 스트레칭 해준다.

처음에는 너무 아플 수가 있기 때문에 조금씩 강도와 횟수를 늘려나가야 한다. 가슴 근육은 움직임이 없는 밤에 더 잘 굳

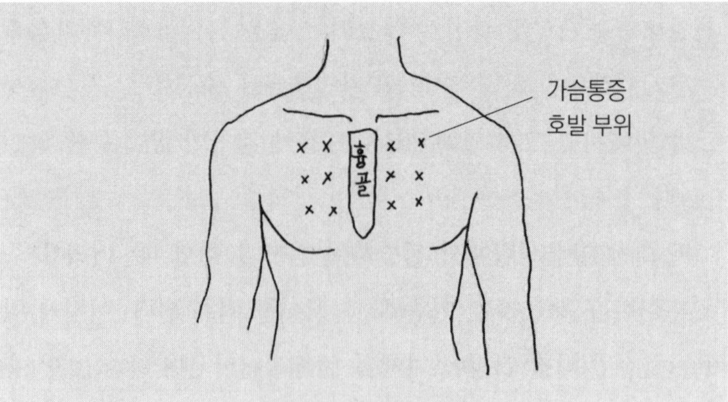

가슴통증의 호발 부위들

어져서 아침에 일어날 때 증세가 심해지므로 특히 아침에 좀 더 열심히 눌러주고 스트레칭을 하면 효율적이다. 평소 직장에서 집중하며 웅크리고 긴장하는 상황이 계속될 때, 가능하면 틈틈이 손으로라도 흉골 주위나 갈비뼈 사이를 눌러주고 기지개 펴듯이 가슴 앞을 스트레칭 해주면 좋다.

숨을 자주 크게 들이마시는 습관도, 가슴 앞을 스트레칭 하는 데 좋은 습관이다. 가슴이 답답하다, 숨이 차다, 가슴 속에 벌레가 기어 다니는 것 같다, 가슴 앞에 고춧가루를 뿌린 것처럼 화끈거린다, 팔이 저리다 등등 가슴과 관련된 증세들도 모두 앞가슴의 관절과 근육이 굳어져서 생기는 것이다. 흉골 주위 관절이 굳어지면 숨을 들이마실 때 흉곽이 크게 늘어나는 것이 잘 안되고, 짧고 얕은 호흡만을 하게 되면서 가슴이 답답하거나 쉽게 숨이 차게 된다. 가슴 앞 갈비뼈 사이의 미세한 부위에서 반복해서 근육수축이 일어나면 마치 벌레가 꿈틀거리는 것 같은 느낌을 가질 수도 있다.

가슴 앞 넓은 부위의 근육에 부드러움이 없어지면 정상적인 피부 감각에도 이상이 온다. 그래서 따갑다, 화끈거린다, 가슴의 특정 부위가 얼얼하다 등의 증세가 생기기도 한다. 가슴 근육은 팔과 연결되어 있고 감각신경도 같이 연결되어 있어서 가슴 근육이 굳어지면 팔이 저리는 증세가 같이 올 수 있다. 가슴 통증뿐만 아니라 이런 여러 증세들도 굳어진 관절과 근육을 눌러서 풀어주고 가슴 앞 스트레칭을 해주면 다 해결할 수 있다.

'가슴이 아프다'라고 하면 흔히 심장이나 폐에 문제가 있지 않을까, 하고 염려한다. 이런 증세가 있을 때 누구나 그런 생각을 하고 실제로 병원에 가서 심장이나 폐 검사를 하는 경우가 많다. 그런데 막상 검사를 해보면 특별한 이상이 없는 경우가 대부분이다. 이렇게 검사에서 특별한 소견은 없지만 만성적으로 가슴이 아픈 것을 두고 막연하게 심장 근육으로 가는 혈관(=관상동맥) 이상으로 오는 협심증일 가능성이 있다고 진단하고 평생 약물치료를 받기도 한다.

특히 왼쪽 가슴 통증이면 거의 협심증이라는 진단을 받게 된다. 이렇게 협심증 진단을 받고 심장 혈관 촬영을 하면, 정상적인 혈관의 이완이나 수축, 혈관 카테터나 조영제의 자극에 의해 일시적으로 보이는 소견을 확대해석해서 혈관이 막혔느니, 좁아졌느니 하면서 부랴부랴 스텐트 시술을 하기도 한다. 그런데 이런 스텐트 시술을 여러 차례 받고 약을 오래 복용해도 증세가 안 좋아지는 환자가 많다.

이런 경우는 협심증, 심장혈관 이상과는 전혀 무관한 가슴 근육의 문제이다. 가슴 근육에서 생기는 통증을 해결하지 못했으니까 증세가 안 좋아질 수밖에 없는 것이다. 가슴 통증이 만성적으로 반복되고, 검사상 특이 소견도 없으며, 집중해서 긴장할 때 생기거나, 아침에만 주로 증세가 반복되거나, 화장실에서 가슴에 힘을 줄 때 등의 상황에서 아픈 것은 대부분 흉골 주위 관절과 근육의 문제이다.

흉골 주위의 관절과 근육을 눌러봄으로써 굳어져 아픈 곳을 찾아내 통증의 원인을 확인하고, 평소에 이런 곳들을 부드럽게 되도록 관리한다면 만성적인 가슴 통증을 누구나 해결할 수 있다. 오랜 세월 협심증이라는 진단을 받고 고생하던 환자들이 나의 진료실을 방문하고 반신반의하면서 가슴 근육 관리를 시작한다. 그리하여 증세가 좋아지면 무척 고마워하고 편안해하며, 살 맛이 난다는 표현을 자주한다.

의사들이 협심증이라고 말하고 심장혈관의 문제라고 설명하면 아무것도 모르는 환자들은 막연하게, 언젠가는 심장마비로 죽을 수도 있다는 불안감에 시달리며 살게 된다. 그런데 이런 경우에는 스스로 가슴 통증을 해결할 수 있고 스텐트 시술 같은 것도 안 해도 될 뿐만 아니라 장기적인 약물 복용도 안 해도 되니까 너무 좋아라 한다.

공황장애의 비밀

가끔 갑자기 가슴이 답답하고 숨이 막혀 안절부절하며 죽을 것만 같이 극도로 불안해지는 경우가 있다. 이런 경우의 가슴 증세들은 이런저런 검사를 해봐도 특별한 이상이 없다. 의사들은 공황장애라고 진단을 내리고, 마치 정신적으로 문제가 있는 것처럼 원인을 설명하면서 약을 처방하고, 안정을 취할 것을 권유한다. 그 말대로 쉬고 나면 곧 증세가 호전되기는 한다. 그런데 완전히 사라지는 것은 아니고, 잊을 만하면 불쑥 똑같은 증세가 반복되어 고생하는 환자들이 많다.

공황장애라고 진단하는 증세들은 정신적인 문제가 아니라 대부분 가슴 흉골 주위의 관절과 근육에 긴장이 쌓여 굳어지면서 생겨난다. 몸이 피곤하거나 가슴을 웅크리고 집중하며 긴장을 할 때 주로 발생하는데, 이런 관절과 근육들은 밤새 더 많이 굳어 아침에 일어났을 때 소위 공황장애 증세가 잘 일어나게 된다.

가슴 통증, 답답함, 호흡곤란 등의 증세는 굳어진 가슴 관절과 근육을 지압봉으로 세게 눌러 풀어주고, 가슴 스트레칭을 하여 부드럽게 해주면 쉽게 좋아진다. 지압봉으로 눌러보면 가슴 앞의 여러 군데에서 통증이 느껴지는 곳을 알 수 있다. 이런 곳을 지압봉으로 눌러주면 되는데, 지압봉이 없으면 칫솔대 끝부분을 이용해도 되고, 아니면 손가락으로 깊게 눌러도 충분히 효과를 볼 수 있다.

가슴근육이 굳어져서 긴장하면 호흡이 더 약해지고 숨이 답답해지며 불안감이 생기게 된다. 이런 때의 불안감은 몸을 더 굳고 긴장되게 만들어, 호흡도 힘들어지며 정말로 죽을 것 같은 느낌이 들기도 한다. 이때는 가슴을 크게 팽창시키고 천천히 깊은 호흡을 해야 몸이 이완되는데, 숨이 답답하면 불안한 마음에 더 빠르고 얕은 호흡을 하게 된다. 즉 들숨과 날숨을 빠르고 짧게 반복하는 과호흡을 하게 되는 것이다. 들숨과 날숨 사이에 쉴 틈도 없이 빠르고 얕은 호흡을 하면 허파 윗부분 일부에만 공기가 들락거리고 가슴 전체에는 산소가 공급되지 않아 숨이 더 답답하게 느껴지는 것이다.

충분히 가슴을 팽창시켜 폐 전체에 공기를 공급하기 위한 심호흡을 해보자. 먼저 내쉬는 숨(=날숨)을 길게 해서 폐의 공기를 짜내듯이 다 내보내야 들이마시는 숨(=들숨)을 크게 할 수 있다. 배와 가슴을 수축시키면서 천천히 날숨을 최대한 길게 내보내는 호흡법이 들숨의 양을 늘려 폐 구석구석까지 공기를 보내는 심호흡을 하게 만든다. 평소에도 들숨보다는 날숨을 길게 내보내는 호흡법을 연습하면 가슴 이완에 도움이 된다.

가슴의 굳어진 부분을 부드럽게 하고, 적극적인 가슴 스트레칭, 호흡법 등으로 소위 공황장애의 발작은 다 해결할 수 있다.

환자 여러분, 공황장애는 몇 가지 노력으로 다 좋아질 수 있으니까 두려워 말고 도전합시다!

화병이라고요?

앞에서 설명한 가슴 증세 등으로 병원을 가면 한국에만 있는 고유한(?) 질병인 화병이라는 진단을 받곤 한다. 특히 여성의 경우에 많다. 사실일까? 우선 화병이라고 하는, 가슴 답답하거나 화끈거리고 벌레가 기어가는 느낌이 드는 것 등등은 앞에서 설명한 가슴 증세들과 똑같다.

그래서 오랜 긴장으로 굳어진 가슴 근육과 관절을 부드럽게 풀어주고 가슴 스트레칭, 호흡법 등으로 해결하면 된다. 그런데 엉뚱하게도 가슴 증세와는 관계없는 약을 처방하고, 마음을 편하게 먹으라는 둥 생활에 적응하라는 둥 관계없는 말만 한다면 환자의 증세는 좋아질 리가 없다.

어떤 환자는 '화병'이라는 진단에 머리를 갸우뚱하며, 생활 속에서 별로 화를 낼 일도 없는데 의아해했다고 토로하기도 한다. 의사 마음대로 상상해서 아무렇게나 내리는 '화병' 진단은 가슴 증세를 가진 환자의 치료 기회를 놓치게 만들 수 있다. 이는 정말로 환자들을 '화'나게 만드는 일인 것이다.

목 뒤, 두피의 근육과 근막의 긴장 '두통'

목과 어깨 부위의 근육들은 위쪽으로는 목 뒤 근육, 두피 근육들과 연결되어 있다. 이 목 뒤와 두피 근육들이 우리가 일상에서 흔하게 겪고 잘 낫지 않아서 괴로워하는 두통과 밀접한 관계가 있다. '두통'이라고 하면 사람들은 주로 머릿속의 뇌와 관련된 혈관 질환이나 종양 같은 심각한 원인을 떠올리게 된다. 하지만 CT나 MRI 검사상 특별한 소견이 없고 진찰 소견에서도 별다른 신경 이상 증세가 없는데 흔하게 만성적으로 반복 재발하는 두통은 이런 심각한 원인들과는 전혀 관계가 없다.

그렇다면 많은 사람들이 일상생활에서 흔하게 겪는 두통의 원인은 뭘까? 바로 목 뒤와 두피 근육이다. 두피는 두개골을 위, 옆, 뒤에서 덮고 있는데, 주로 근육과 근막으로 이루어져 있다. 두통과 관련된 두피의 근육과 근막은 주로 머리 뒤쪽에 있는 것들인데, 이것들이 목 뒤, 어깨 근육과 연결되어 있다. 목 뒤와 어깨 근육이 긴장이 쌓여 굳어지면, 이런 근육과 연결된 뒷머리 쪽의 근육과 근막도 같이 당겨지며 굳어지고, 두피의 근육과 근막에서 통증을 만들어내게 된다. 이 통증이 바로 우리가 느끼는 두통이다.

우리는 평소에 머리를 숙이고 계속해서 집중하는 상황을 일상적으로 겪고 있다. 목 움직임 없이 고정된 자세로 반복해서 생활하다 보면 목 뒤 근육이 굳어지면서 두피 근육과 근막도 같이

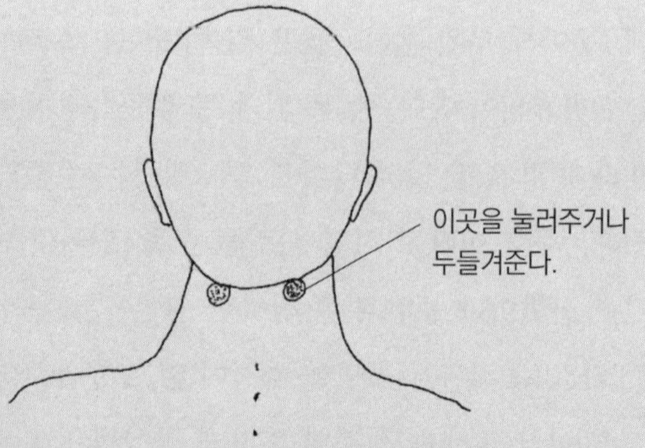

목뒤 근육이 잘 굳어지는 곳

굳어져 통증이 잘 생긴다. 가장 잘 굳어지는 곳은 목 뒤에서 머리카락이 끝나는 부위이다.

이곳은 목 뒤 위쪽에 해당하는 부위인데, 이곳을 중심으로 하여 위, 아래로 근육 긴장이 잘 일어난다. 우리가 느끼는 '두통'의 대부분이 주로 이 부위와 관련해서 생긴다는 사실을 다시 한 번 기억하자. 만성적으로 반복되는 두통이 있을 때, 머리카락이 끝나는 목 뒤 위쪽의 이 부위를 깊게 눌러보면 엄청난 통증이 느껴지는 것을 누구나 쉽게 확인할 수가 있다.

두통을 치료하는 방법은 굳어진 목 뒤 근육을 두들기고 스트레칭으로 부드럽게 풀어주는 것이다. 두들기기는 목 뒤 위쪽의 머리카락이 끝나는 부위를 중심으로 몽돌을 이용해서 두들겨주면 된다.

머리를 앞으로 숙여 목 뒤 근육을 늘려놓고 하면 더 효율적으로 두들기기를 할 수 있다. 대부분의 두통은 이 자리만 두들겨도 좋아진다. 목 뒤보다 좀 더 위쪽의 두피 근육과 근막이 굳어져 있는 경우는 머리 뒤쪽의 두피를 직접 두들겨서 부드럽게 해줘도 효과가 있다. 이미 두통이 시작되고 나면 이런 두들기기는 너무 아프고 괴로워서 하기에 쉽지는 않다. 두들길 때마다 머리 전체가 울려 두통이 더 심해지기 때문에 계속해서 두들기기가 어렵다. 이럴 때는 몇 번 집중적으로 두들기고 쉬기를 반복하는 것이 좋다. 두들기기를 하기에 엄두가 안 날 정도로 두통이 심할 때는 손가락으로 목 뒤 근육을 깊게 반복해서 눌러주기부터 시작하는 것이 도움이 된다. 손가락으로 굳어진 근육을 눌러서 풀어주는 것도 쉽지는 않지만 몽돌로 두들기기보다는 도전하기가 낫다.

두통을 없애기 위한 목 뒤 근육의 효율적인 스트레칭은 머리를 최대한 숙인 상태에서 목을 회전시켜 천장을 쳐다보는 방법이다. 양손을 머리와 턱에 대고 적극적으로 목의 회전이 일어나도록 하면 스트레칭에 더욱 도움이 된다.

평소에도 두통을 예방하기 위해서는 집중해서 머리를 숙이고 긴장하는 시간이 지나면 자주 목 뒤를 만져주거나 목 근육 스트레칭을 해서 근육에 긴장이 쌓이지 않도록 하는 습관을 가지는 것이 좋다.

목 뒤는 어깨 부위와 연결되어 있기 때문에 어깨 부위도 같이 두들겨주면 좋다. 아울러 머리를 회전해서 뒤로 기울이기(43쪽 아래 그림 참조), 옆으로 기울이기, 뒤로 젖히기 등의 여러 가지 스트레칭도 같이 해주면 두통 관리에 효과적이다. 두통을 일으키는 목 뒤 근육이나 두피 근육과 근막의 긴장은 하루 아침에 생겨나는 것이 아니고 오랫동안 쌓여온 것이기 때문에, 조금이라도 근육 긴장이 추가되는 상황이 되면 언제든지, 만성적으로, 반복해서 두통을 일으키게 된다. 그런데 일상생활을 하면서 집중해서 긴장하는 자세는 늘 필요하다. 이렇게 반복해서 머리와 목을 긴장한 만큼 부드럽게 풀어주는 습관도 가지고 있다면 만성두통에 시달리지 않게 된다.

우리가 흔히 겪는 두통의 원인은 대부분 목 뒤 근육과 두피의 근육, 근막의 긴장으로 생겨난다. 그래서 굳어진 근육을 관리하면 얼마든지 두통을 고쳐낼 수가 있다. 이 병원, 저 병원 전전하며 비싼 검사를 하고 장기적으로 두통약을 복용하는 것은 근본적인 치료가 될 수 없다는 점을 이해하길 바란다. 지긋지긋한 두통에서 벗어나려면 스스로, 오랫동안, 아프고 괴롭도록 목 뒤 근육을 관리하는 습관을 가져야 한다.

두통에 관한 질문과 대답

Q 저는 고등학생인데 공부만 하면 머리가 아파요. 20~30분도 책상 앞에 앉아 있기가 힘듭니다.

A 공부를 할 때는 머리를 숙이고 고정된 자세로 집중하면서 하게 됩니다. 목 뒤 근육의 길이 변화가 없는 이런 자세가 계속되면, 목 뒤 근육에 긴장이 쌓여서 굳어지며 두통을 일으키게 됩니다. 학생의 경우처럼, 누구나 공부를 시작하자마자 갑자기 목 뒤 근육의 긴장으로 두통을 일으키지는 않습니다. 젊은 나이의 근육은 나이든 사람들에 비해 부드러워서 웬만큼 긴장이 쌓여도 통증을 일으키는 일은 드뭅니다.

젊어서 부드러운 근육이기는 해도 컴퓨터 작업, 스마트폰 사용, TV 시청 등 목 뒤 근육을 긴장시키는 시간들이 반복해서 진행되면 근육에 긴장이 쌓이게 됩니다. 이렇게 평소에도 부드러움이 없는 목 뒤 근육이, 집중해서 공부를 시작하면서 목 뒤 근육을 추가로 긴장시키게 되면 더욱 굳어져서 두통을 일으키게 됩니다. 평소에 공부할 때보다 시험기간에는 더욱 집중하기 때문에 시험기간 중이나 시험이 끝나고 나서 두통을 호소하는 경우가 많습니다.

치료를 위해서는 공부를 시작하기 전에 미리 목 체조를 해서 부드럽게 하고, 30분 정도마다 목 체조를 간단하게 하면서 다시 집중해서 공부하는 습관을 가지는 것이 좋습니다. 평소에 체조나 두들기기의 방법으로 목 뒤나 어깨부위 근육들을 부드럽게 하는 습관을 가지세요. 장시간 집중하는 상황에서는 중간중간 간단한 체조를 하면서 긴장을 풀어 목 뒤 근육이 굳어지지 않도록 하는 것이 좋습니다.

공부하는 자세처럼 기차나 버스를 타고 낯선 곳을 여행할 때 한 방향으로만 고개를 돌리고 집중해서 창밖을 오랫동안 주시하게 되면 목 뒤 근육이 굳어져서 두통을 일으키게 됩니다. 먼 나라를 여행할 때 시차 때문에 두통이 생긴다고 호소하는 사람들이 많습니다. 시차 때문이라기보다는 낯선 곳을 여행하며 집중해서 목 근육을 긴장시키는 상황이 많아지기 때문입니다. 여행을 할 때도 틈틈이 목 체조를 해서 두통을 예방하면 더 즐거운 여행이 될 수 있습니다.

Q 30대 직장 여성입니다. 저는 두통이 생기면 항상 똑같은 곳이 아픕니다. 치료를 해도 낫지도 않고…. MRI 촬영을 해봐도 뇌에 이상은 없다는데, 그래도 혹시 뇌의 어떤 한 곳이 문제가 있는 게 아닌가 계

속 걱정됩니다.

A 뇌에 특별한 이유가 없는데 흔하게 일상적으로 반복해서 두통을 일으키는 원인은 목 뒤 근육이 굳어져서 머리 뒤의 두피 근육이나 근막이 굳어지는 것입니다. 고개를 숙이고 집중하는 상황은 개인마다 특징이 있고, 직업이나 습관상 일정하게 같은 자세로 긴장하는 경향이 있습니다. 그러면 두피 근육이나 근막도 일정한 곳에 긴장이 쌓이면서 늘 같은 곳에서 두통을 일으킵니다. 두통이 생길 때마다 항상 똑같은 곳이 아픈 것은 뇌의 어떤 한 곳이 문제가 계속되어서 그런 것이 아니라 습관적으로 개개인의 두피나 목 뒤의 일정한 곳이 굳어져서 그런 것입니다.

평소에 집중하며 긴장할 때는 가능하면 머리 위치를 바꿔가면서 하도록 하세요. 긴장하는 중간중간 혹은 작업을 끝내고 나서는 목 뒤나 어깨의 긴장을 푸는 습관을 가지도록 하세요. 그럼 두통을 예방할 수 있습니다.

Q 40대 주부입니다. 저는 두통이 시작되면 눈알이 빠질 것 같아요. 안과에 가봐도 특별한 이상은 없다는데….

A 어깨 부위의 근육은 위로는 목 뒤, 머리 뒤, 머리 위를 거쳐

이마와 눈 주위 근육들과도 연결되어 있습니다. 목 뒤의 근육이 굳어지면 두피와 연결되어 두통을 일으키고, 두통을 일으키는 두피근육과 연결된 이마와 눈 주위 근육들도 굳어져서 통증이 생깁니다. 이런 통증을 눈알이 빠질 것 같은 느낌으로 겪게 되는 것입니다.

두통과 함께 눈 주위 통증이 있을 때는 손가락으로 눈 주위를 깊게 눌러주거나 손끝으로 두들겨서 굳어진 눈 주위 근육을 풀어주면 좋아집니다. 조그만 돌멩이를 이용해서 적극적으로 눈 주위나 이마의 굳어진 근육을 두들겨서 풀어주는 것도 좋습니다. 눈을 최대한 크게 뜨고 감는 동작을 반복해서 눈 주위 근육이 스트레칭 되도록 해주는 것도 좋은 방법입니다.

Q **평소에 두통이 심하면 속이 메스껍고 토할 것 같아서 너무 괴롭습니다. 혹시 뇌에 이상이 있어서 그런가 하고 검사를 해봐도 특별한 이상은 없다고 하는데, 약을 먹고 치료를 해도 별 효과가 없습니다. 병원에 가도 원인도 잘 모르고, 증세는 반복되는데, 어떻게 하면 좋을까요?**

A 두통이 있을 때 메스껍고 토할 것 같은 증세가 반복되는 것은 미주신경(vagus nerve)이라는 뇌신경과 관계가 있습니다. 미

주신경은 뇌신경 중에서 가장 길고 광범위하게 분포되어 있는 감각, 운동, 부교감신경의 기능을 가진 복합신경입니다. 미주신경은 뇌에서 나와 귀, 목, 심장과 허파를 거쳐 식도, 위, 장 등의 내장기관에 이르면서 다양한 기능을 하며, 생명유지에 중요한 역할을 하게 됩니다.

목 뒤 근육이 굳어져서 두통을 일으킬 때 선택적으로 목 뒤만 굳어지기도 하지만, 심하면 목 옆, 앞쪽의 근육도 전체적으로 같이 굳어집니다. 목 옆, 앞쪽의 근육들이 굳어지면 목을 지나가는 미주신경도 자극을 받아 식도나 위의 기능에 영향을 주어 메스껍고 토할 것 같은 증세를 느끼게 됩니다. 또 두통으로 목 근육만이 아니라 온몸이 긴장되고 굳어지면 부교감신경계가 활성화됩니다. 이때 소화기관에 분포된 미주신경의 신경가지들이 영향을 받아 복통, 구토, 배변 등의 다양한 증세가 나타나게 됩니다.

두통과 함께 오는 메스껍고 토할 것 같은 증세는 뇌 자체의 문제와는 무관하고 목 근육이 긴장하면서 미주신경이 자극을 받아 나타나는 증세입니다. 이런 경우에는 목 뒤와 두피를 부드럽게 하는 여러 치료법과 함께 목을 뒤로 젖히거나, 회전, 옆으로 기울이기를 해서 목 앞과 옆의 근육을 스트레칭 해주고 귀 뒤, 턱 밑, 목 앞 근육을 손으로 부드럽게 눌러서 부드럽게 해주면 좋습니다.

Q 밝은 곳에 가면 관자놀이 부위에 통증이 생겨 늘 짙은 선글라스를 착용하고 외출해야 합니다. 이런 통증은 어떻게 해야 할까요?

A 강한 햇볕 속에서 눈을 오래 찌푸리게 되면 눈 주위, 관자놀이, 귀 위쪽의 두피 근육들이 긴장해서 굳어짐으로써 관자놀이 부위나 귀 위쪽 부위에 통증을 느끼게 됩니다. 눈 주위, 관자놀이 부위나 귀 위쪽 근육을 눌러주고 두들겨주면 통증을 해결할 수 있습니다. 평소에도 눈을 크게 뜨고 눈썹을 이마 위로 최대한 올리면서 관자놀이나 귀 위쪽 부위의 근육 수축운동을 많이 하는 것이 도움이 됩니다. 또한 두들기거나 눌러주는 습관을 가져서 부드럽게 하는 것이 좋습니다.

관자놀이 부위가 많이 굳어져서 두통이 생길 때, 이 부위를 지나가는 동맥의 박동에도 통증을 호소하는 경우가 있습니다. 이런 증세를 박동성 두통이라고 하는데, 특별한 증세는 아니고, 동맥 주위의 근육을 두들기고 눌러서 평소에 부드럽게 해놓으면 증세를 쉽게 사라지게 할 수 있습니다.

Q 편두통과 일반 두통은 다른 건가요?

A 편두통은 일반 두통과 다르지 않습니다. 말 그대로 머리의 한쪽에만 치우쳐서 반복해서 만성적으로 나타나는 흔한 두통일 뿐입니다. 만성적으로 두통이 생기는 환자들은 오래된 만큼 평소에 근육 긴장도 많이 쌓여 있어서 조금만 집중하는 상황에서도 두통을 잘 일으키게 됩니다. 습관적으로 하는 일정한 자세 때문에 일정한 곳의 근육 긴장이 반복되어 한쪽에만 치우쳐 두통을 느끼게 되는 것입니다.

이런 환자들은 전반적으로 목 뒤, 목 앞, 두피, 관자놀이, 눈 주위 근육도 쉽게 굳어 두통뿐만 아니라 구역질, 눈의 통증, 박동성 통증 등등의 다양하고 두려운 증세들이 반복해서 잘 나타납니다.

치료는 일반 두통 치료와 마찬가지로 어깨 부위, 목 뒤부터 시작해서 눈까지 연결되는 여러 부위의 굳어진 곳을 두들기고, 눌러주고, 스트레칭을 해서 풀어주는 것입니다. 오래되고 다양한 증세를 가진 이런 두통은 단순한 두통 증세보다 훨씬 더 열심히 노력을 해서 굳어진 곳들을 부드럽게 해주어야 증세가 좋아진다는 점을 잊지 말아야 하겠습니다.

일반 두통의 경우도 두들기고, 눌러주고, 스트레칭을 시작하면 오히려 두통이 더 심해지는 듯하여 치료과정을 견뎌내기가 쉽지 않습니다. 복합적인 증세를 가진 두통의 경우에는 더 많은 괴로움을 참고 견뎌내야 한다는 것을 이해하고 도전하십시오. 그리고 이런 두통을 특별히 편두통이라고 부르면서 원인을 알 수 없는 난치병인 것처럼 설명하는 데 현혹되지 않도록 하십시오. 편두통이라고 부르는 증세들은 두피의 근육이나 근막이 좀 더 오랫동안 많이 굳어진 경우일 뿐이고, 일반 두통과 다르지 않습니다.

Q 헬스장에 가서 웨이트 운동을 하면 두통이 생깁니다. 이런 증세를 운동 유발성 두통이라고 하던데 운동을 그만둬야 할까요?

A 근력 강화를 위해서 하는 웨이트 운동을 할 때 우리 몸은 무게를 이기기 위해서 근육을 수축시키며 힘을 쓰게 됩니다. 무거운 무게에 저항하기 위해서 강한 수축이 반복되면 목 뒤 근육에도 평소보다 강한 수축이 일어나면서 목 뒤, 두피가 긴장함으로써 두통이 생겨납니다.

평소에 '목 어깨' 부위나 목 뒤 근육들이 긴장이 쌓여 있던 사람은 웨이트 운동 중이나 운동 후에 두통을 더 잘 느끼게 됩니다. 따라서 평소에 목 주위의 근육을 부드럽게 해놓는 것이 중요합니다. 웨이트 운동 전이나 중간중간에 목 체조를 하고, 운동이 끝난 후에도 마무리 목 체조를 해서 강한 근육 수축으로 쌓인 목 긴장을 풀어주는 습관이 필요합니다.

초보자의 경우에는 웨이트 운동을 시작할 때 무리하게 무거운 중량에 도전하기보다는 가벼운 무게에서 반복 횟수를 늘려가는 방법이 좋습니다. 웨이트 운동 외에도 윗몸 일으키기, 팔굽혀 펴기처럼 근육에 힘을 주는 여러 가지 운동을 할 때 목 근육이 긴장해서 두통이 생길 수 있습니다.

근력 운동뿐만이 아니라 마라톤처럼 장시간 머리를 일정한 자세로 고정해서 뛰고 난 뒤, 무거운 배낭을 메고 장거리 산행을 할 때도 목 근육이 긴장되면서 두통이 생길 수 있습니다. 흔히 운동 유발성 두통이라고 부르는 이런 증세들은 특별한 병은 아닙니다. 보신 바와 같이 부드럽지 않은 근육들 때문에 생겨나는 증세들입니다. 평소에 목 주위 근육들을 관리해서 부드럽게 하는 습관을 가지고, 운동을 할 때는 운동 시작 전, 중간중간, 운동 후에도 목 체조를 해서 긴장과 이완이 반복되도록 하면 어떤 운동도 불편감 없이 즐길 수 있게 됩니다.

눈떨림, 눈 주위 근육의 휴식이 필요하다

눈꺼풀이 저절로 떨리는 증세(안검 경련)로 힘들어하는 사람들이 많다. 이런 눈 주위 떨림 증세는 눈 주위 근육에 문제가 있기 때문이다. 우리 몸의 근육에 힘이 있다는 것은 근육에 힘을 줄 수 있는 수축력이 있다는 것이고, 우리 몸의 모든 근육을 쓸 수 있다는 것은 그 근육들의 수축력이 정상적이라는 것이다.

강한 수축력을 가진 근육이 더 많은 힘을 쓸 수 있는 것은 당연하다. 보통 사람보다 훨씬 강한 근육 수축력을 가진 역도선수가 무거운 무게를 들어올릴 수 있는 것도 그런 이유이다. 반대로 들어올려야 할 무게보다 근육의 수축력이 약하다면 아예 들지도 못하거나, 억지로 들어 올린다고 해도 근육이 부들부들 떨리는 것을 볼 수 있다.

눈 주위 근육도 마찬가지다. 평소에 눈을 뜨고 있는 동안 근육의 수축력이 필요한데, 정상적인 수축력이 있을 때는 문제가 없다. 하지만 수축력이 떨어지면 눈을 크게 뜨지 못하거나 떨림 증세가 나타난다. 특히 누군가를 만나 상대를 의식하고 긴장하는 순간처럼 근육 수축력이 더 필요할 때는 눈 주위 근육의 떨림 증세가 더 나타나게 된다. 눈 주위 근육의 수축력이 약해지는 이유는 모니터를 집중해서 주시하는 경우처럼, 눈 주위 근육이 휴식 없이 계속되는 긴장 상황을 반복하면서 굳어지기 때문이다.

가장 흔한 이유는 나이가 들어가면서 눈 주위 근육의 수축력이 약해지고 탄력이 떨어지면서 위축되는 퇴행성 변화이다. 나이가 많아질수록 눈떨림 증세가 많아지는 것도 이런 이유 때문이다. 가벼운 눈 주위 떨림은 주로 아래 눈꺼풀에서 시작되는 경우가 많다. 눈 아래 근육이 저절로 수축과 이완을 반복하며 떨리는 경련 증세인데, 손끝으로 눈 아래를 가볍게 문질러서 근육 긴장을 풀어주거나, 최대한 눈을 크게 뜨고 버티거나, 눈 바깥쪽 끝부분을 손으로 밀어 위로, 그리고 바깥쪽으로 당겨주며 스트레칭을 하면 곧 없어진다.

가벼운 눈 아래 떨림 증세는 자고 일어난 아침에나, 혹은 다른 사람을 만나 긴장된 상황에서 잘 일어난다. 밤새 눈을 감고 자는 동안 눈 주위 근육의 이완과 수축이 없는 시간이 계속되면서 눈 주위 근육이 굳어져 경련이 일어난다. 또 낮시간 동안에도 긴장하는 상황이 되면 눈 주위 근육이 더 굳어지면서 경련이 일어난다. 평소 눈을 감고 눈꺼풀 아래, 위를 비벼주거나 눈 주위를 손끝으로 자주 눌러주는 것이 좋다. 또, 눈을 크게 뜨고 감는 스트레칭, 손끝으로 눈 주위를 바깥쪽으로 끝까지 밀어주면서 여러 방향으로 스트레칭을 해주는 습관을 들이면 좋다.

눈 주위 근육 전체가 굳어지면 눈꺼풀 아래, 위가 동시에 떨리면서 경련이 일어나는데, 이때 눈이 씰룩거려지고, 저절로 눈이 감기듯이 깜박거려지게 된다. 스스로 긴장하거나 상대방의 시선을 의식하게 되는 상황이 생기면 눈 주위 근육들은 더 굳어지고, 건잡을 수 없는 경련이 일어나 힘들어진다. 이렇게 되면 사회생활에서 대인관계가 위축되며, 이는 근육 긴장을 더 키우는 요인으로 작용하여 눈 주위 떨림이 더 심해지는 악순환을 겪기도 한다.

이렇게 눈 주위 근육에 긴장이 계속 쌓이면 떨림 증세뿐만 아니라 근육 위축이 진행되어 눈 주위가 쪼그라들고, 눈이 작아진다. 기형적으로 쪼그라져 작아진 눈은 떨림 증세도 더 심해진다. 눈을 크게 뜨고 감는 기능도 점점 약해지면서 초점을 맞추기도 힘들어져 사물이 겹쳐 보이는 복시 증세나 햇볕에 눈을 잘 뜨지 못하는 눈부심 증세를 겪기도 한다.

늘 웃는 얼굴이 좋은 것 같지만 사실 꼭 그렇지만은 않다. 같은 긴장을 반복하는 늘 웃는 얼굴보다는 찌푸린 얼굴(=미간 모으기)도 가끔 해서 긴장이 눈 주위에 쌓이지 않도록 해야 눈떨림을 예방할 수 있다. 미간을 모으는 이 근육의 수축력은 햇볕을 받을 때 눈에 들어오는 빛의 양을 줄여서 눈부심을 방지하는 작용을 하기도 한다. 나이가 들면 눈 주위 근육의 퇴행성 변화로 미간 수축력이 약해지고 위축되기도 한다. 그러면 눈떨림 증세도 생기고, 나아가 햇볕에 조금만 노출되어도 눈이 부셔서 선글라스 없이는 외출을 못하게 되기도 한다.

눈 주위 근육을 전체적으로 관리하는 것도 중요하고, 미간을 모아 찡그리는 눈썹 근육 수축과 눈을 최대한 크게 뜨는 이

눈떨림 증세가 마그네슘이 부족해서 생긴다는 설명도 있다. 눈떨림의 원인으로 추측하는 여러 가설 중 하나이다. 눈떨림 증세뿐만 아니라, 마그네슘 부족으로 생긴다는 여러 증세나 질환들이 마그네슘을 복용해서 다 고칠 수 있다면 꿈과 같은 얘기가 될 것이다. 일반인이 평소 식생활대로만 하면 특정 영양소가 결핍되어 심각한 문제를 일으키는 경우는 거의 없다.

누구나 쉽게 마그네슘이 부족해지지도 않고, 마그네슘이 눈떨림 증세와 관련 있는 것도 아니다. 때문에 만병통치의 효능을 나열하면서 마그네슘 제재의 복용을 권하는 상업적인 광고물에 현혹되어서는 안 되겠다. **눈떨림 증세는 긴장하고 굳고 약해진 눈 주위 근육을 스스로의 노력으로 부드럽게 만들고 수축력을 회복시키면 다 좋아질 수 있다.**

완 운동도 필요하다. 눈 주위 전체의 떨림 증세는 눈 주위 근육을 손으로 꾹꾹 눌러줘서 풀어주는 방법도 도움이 되기는 하지만 대개는 오랫동안 진행되어온 퇴행성 변화이기 때문에 더 적극적으로 조그만 몽돌을 이용해서 콩콩 찧듯이 두들겨줘야 효과적으로 굳어진 눈 주위 근육을 부드럽게 할 수 있다.

눈 주위 근육은 조금만 두들겨도 퉁퉁 부어오르고, 멍도 들고, 엄청나게 아프기도 하다. 오랜 세월 굳어져온 눈 주위 근육들은 쉽게 부드러워지지 않는다. 힘들고 괴로운 과정을 거쳐야만 눈떨림, 눈부심, 복시 등의 증세를 고쳐나갈 수 있다.

스트레칭 방법에는 가벼운 아래 눈꺼풀 떨림 증세와 마찬가지로 크게 눈뜨기, 여러 방향으로 눈 주위를 밀어서 스트레칭하기, 눈동자를 상하좌우의 여러 방향으로 최대한 끝까지 굴리면서 보내기 등이 있다. 이렇게 해서 눈 주위의 모든 움직임이 제한 없이 잘 되도록 연습해주면 도움이 된다.

열심히 하면 2~3주 만에도 작아졌던 눈이 커지기 시작한다. 눈떨림, 복시, 눈부심 증세도 좋아지기 시작한다. 어느 정도 증세 호전이 있더라도 평생 습관처럼 관리해나가는 기본을 잊지 말아야 한다.

턱관절 증세, 턱 근육의 긴장을 풀자

턱관절이 아파서 힘들어하는 환자가 많다. 학생이나 젊은 사람들에게서 좀 더 흔하다. 만성적인 턱관절의 증세로 치과치료를 포함해서 이런저런 치료를 해보는데 잘 낫지 않고, 인터넷에는 턱관절 치료에 좋다는 갖가지 정보가 넘쳐난다.

왜 이렇게 여러 가지 치료방법이 있을까? 정확하고 근본적인 치료법은 여러 가지일 수가 없다. 진짜 치료법은 한 가지다.

우선 턱관절 증세를 못 고치는 이유부터 알아보자. 가장 큰 이유는 턱관절과 턱관절을 움직이는 근육을 구별하지 못하기 때문이다. 턱관절은 귀 바로 앞에서 움직이는 관절이다. 이 관절 자체가 통증의 원인이 되는 경우는 드물다. 턱관절 증세의 대부분은 귀와 입 사이 중간쯤, 즉 볼의 한가운데에 있는 근육 긴장에서 생겨난다.

이 부위를 손가락으로 깊게 눌러보면 통증이 있는 곳을 쉽게 확인할 수 있다. 볼 한가운데의 근육 긴장은 학생들처럼 장시간 턱 움직임 없이 이를 악물고 공부하는 경우나, 젊은 직장인처럼 마찬가지로 입을 다물고 장시간 일하는 경우에 잘 생긴다. 어떤 경우에는 밤에 잘 때도 이를 악물고 턱을 긴장시켜 아침에 일어나면 입이 잘 안 벌어지는 경우도 있다.

볼에 있는 턱 근육의 긴장을 푸는 방법은 간단하다. 지압봉이나 손가락으로 볼 가운데 통증 부위를 수시로 깊게 눌러주고,

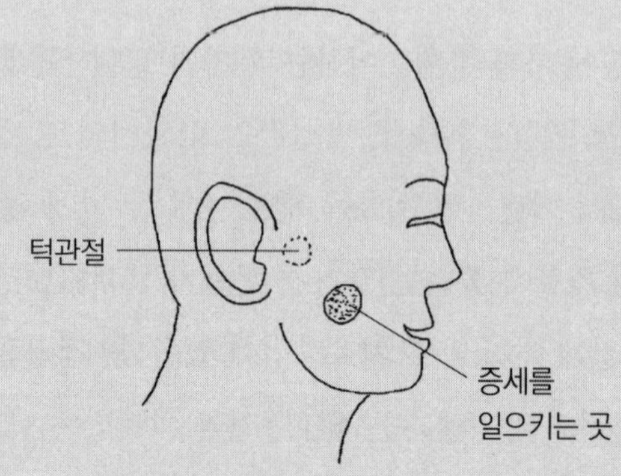

턱관절의 위치와 턱관절 증세를 일으키는 곳

턱을 제일 크게 벌려도 보고, '으' 소리를 내며 옆으로 입을 찢어도 보고, 이렇게 턱을 움직일 수 있는 모든 방향으로 골고루 움직여주면 쉽게 해결된다.

이렇게 간단하게 스스로 관리할 수 있는 턱관절 증세를 가지고 각종 약물이나 비싸고 힘든 보조기 치료 등에 현혹되어 시간과 돈을 빼앗기는 안타까운 일이 더 이상 있어서는 안 되겠다.

이명, 귀 주위의 모든 연부조직을 부드럽게 하자

이명은 귀에서 들리는 병적인 울림소리이다. 이명은 자신의 귀에서만 들리기 때문에 객관적으로 그 소리를 정확하게 표현하기는 어렵지만, 환자들은 대개 삐~, 쏴~, 찌~ 소리, 매미 울음소리, 갈대 숲속의 바람소리 등이 계속해서 불쾌하게 울려 온다고 호소한다. 이런 이명 증세 때문에 많은 환자들이 고생하며 시달리고 괴로워하고 있지만, 이명은 쉽게 고쳐지지도 않고 원인도 정확하게 알려져 있지 않다.

많은 이명 환자들이 좋다는 여러 치료에 매달려 보지만 헛되이 돈만 쓰고 결국에는 낫지 않는 병이라는 사실만 반복 확인하게 될 뿐이다. 그래도 혹시나 하고 또다시 이런저런 치료에 기웃거리다가 역시나 허탈하게 돈만 쓰는 일을 반복하면서 급기야 치료를 포기하게 된다. 이명은 UFO에서 외계인이 보내는 소리라든지, 지구의 자전 소리라는 등의 엉터리 설명에 시달리며 괴로워하는 환자들. 차라리 죽는 게 낫다고 생각할 정도로, 남 모르는 증세에 혼자 시달리며 원인도 모른 채 힘든 삶을 살아가고 있다.

어떤 의사는 잘 먹고, 잘 자고, 스트레스 덜 받고, 이명과 친구가 되어서 살아가라는 처방 같지도 않은 황당한 처방을 내리기도 한다. 정말 이명은 원인도 잘 모르고, 치료도 안 되는 난치병일까?

그렇지 않다. 이명은 원인도 뚜렷하고, 쉽지는 않지만 환자 스스로 얼마든지 고쳐낼 수 있는 병이다.

이명의 완전 정복

우선 이명의 원인을 알기 위해서는 환자들이 꼭 알아야 하는 게 있다. 우리가 듣는 소리에는 두 가지 전달 체계가 있다는 것이다. 누구나 알다시피 평소에 우리가 듣는 소리는 공기의 진동이 고막을 거쳐 내이(內耳)의 달팽이관에 전달되어 느끼는 것이다. 이런 소리의 전달 체계를 공기전도(air conduction)라고 한다. 그런데 우리 몸에는 이것과 다른 방법으로 소리를 느끼는 또 다른 소리 전달체계가 있다.

양쪽 귓구멍을 막으면 외부에서 들려오던 소리가 들리지 않게 된다. 외이도를 통해서 들어오는 공기의 진동이 차단됨으로써 고막에 진동이 전달되지 않아서 그런 것이다. 그런데 그렇게 귀를 막고도 입으로 말을 하면 자기 목소리는 약하게 들을 수 있다. 공기 진동이 차단되었는데도 자기 목소리를 들을 수 있는 것은 성대의 진동이 두개골을 통해서 내이에 전달됨으로써 소리를 듣게 되기 때문이다.

우리가 듣는 소리는 주로 공기의 진동을 통해서이지만, 피부, 근육, 두개골 등 몸의 진동을 통해서도 소리를 듣는다. 이런 소리 전달체계를 골전도(bone conduction)라고 한다.

녹음된 내 목소리가 낯설게 느껴지는 것도 소리의 골전도 체계와 관계가 있다.

평소 자기 목소리를 듣는 것은 공기전도와 골전도 두 가지

소리 전달체계를 거쳐 합쳐진 소리를 내 목소리로 느끼는 것이다. 그런데 기기에 녹음되는 내 목소리는 공기전도음만 녹음되고 골전도음은 녹음이 되지 않기 때문에 평소에 듣던 자기 목소리와는 다르게 낯선 목소리로 들리는 것이다.

공기전도는 공기 속에서 일어난 공기 진동이 고막을 진동시켜서 달팽이관에 소리를 전달해서 느끼게 된다. 하지만 골전도는 귀 주위의 피부, 귀의 연골, 귀 주위 뼈와 연결된 인대, 근육과 힘줄 등등에서 일어난 각종 진동들이 직접 달팽이관에 전달되어 소리를 전달하는 방식이다. 골전도의 소리 전달 체계도 일부는 고막을 진동시키기는 하지만, 대부분은 고막을 거치지 않고 직접 중이와 내이에 진동을 전달한다.

상대적으로 밀도가 낮은 기체를 진동(=공기전도)시키는 것보다는 밀도가 높은 피부, 근육, 힘줄, 인대, 연골, 뼈 같은 고체를 진동(=골전도)시키는 것이 속도도 빠르고, 음질도 좋으며 아주 낮은 주파수의 소리도 정확하고 예민하게 들을 수 있게 한다. 귀 근처의 뼛속에는 다양한 크기의 수많은 공기주머니(air cells)가 있어 소리 공명이 잘 이루어지게 되어 있다. 얼굴 뼈에도 크고 작은 여러 개의 동굴 같은 공간이 많고, 두개골 자체도 목탁처럼 소리가 잘 울리게 하는 큰 공명장치라고 할 수 있다.

귀를 막고 자기 입으로 소리를 내지 않아도 가만히 있어 보면 어떤 소리들이 들리기 시작한다. 웅하는 느낌의 소리, 맥박소리, 눈을 크게 뜨거나 턱을 움직이면 그 움직임에 따라 근육이나 힘줄, 관절 인대 등에서 나는 다양한 소리가 귀에서 들려온다. 귀를 접어 귓구멍을 막고 귓바퀴 뒤를 살짝만 긁어도 피부 긁히는 소리를 예민하게 들을 수 있다. 이런 소리는 모두 골전도 전달체계를 통해 내 귀에 정상적으로 들려오는 것들이다. 또 외부 공기진동과는 관계없는 소리이기 때문에 남에게는 들리지 않고 나 자신만이 들을 수 있다.

평소에 골전도를 통해 듣는 소리들은 늘 듣고는 있지만 평생 자연스럽게 익숙해져 있기 때문에 따로 특별한 소리로 구별해서 인식하지는 않는다. 그런데 평소에 잘 느껴지지 않고 살아오면서 별 문제가 없던 골전도음이 뚜렷하게 병적으로 계속 인식되며 들려오기 시작하는 경우가 바로 이명 증세이다. 그래서 이명 치료는 이상 진동으로 생긴 강한 골전도음을 해결해 나가는 것이다.

평소에 잘 못 느끼던 골전도음이 왜 크고 뚜렷하게 귀에서 울리면서 병적인 이명 증세가 될까? 바로 근육 때문이다. 이명도 귀 주위 근육의 긴장 때문에 일어난다. 주로 나이가 들면 귀 주위 근육이 위축되고 딱딱하게 굳어 정상적으로 일어나는 낮은 주파수의 진동보다 훨씬 강한 진동을 일으키면서 병적인 골전도음을 느끼게 된다. 이런 귀 주위 연부조직이 더 많이 굳어지면, 연부조직이 움직이지 않아도 저절로 강한 진동을 계속 만들어내

병적인 골전도음이 들리는 것이다. (현악기의 줄을 팽팽하고 짧게 감을수록 활로 긁으면 더 센 소리를 내거나, 현악기의 줄이 저절로 진동하며 웅하고 소리를 내는 이치와 비슷하다.)

이렇게 생겨나는 병적인 골전도음을 불쾌한 소리로 느끼는 증세가 바로 이명이다. 이명과 관련된 이런 귀 주위 근육이나 연부조직의 부드러움이 없어지고, 길이가 짧아지고, 팽팽하게 굳는 흔한 원인은 늙어가면서 진행하는 퇴행성 변화이다. 나이가 많을수록 이명 환자가 많은 것도 그 때문이다. 나이가 많지 않더라도, 공부나 직업상 반복해서 집중하는 시간이 길어지면 귀 주위의 연부조직에 긴장이 쌓여 이명이 생기는 경우가 많다.

이명의 치료는 굳어진 귀 주위의 모든 연부조직을 부드럽게 해서 병적인 골전도음이 생기지 않게 하는 것이다. 귀 자체, 귀 주위, 귀 위쪽의 두피 근육(측두근)을 손가락이나 부드러운 마사지볼 등을 이용해서 눌러주거나 두들겨 부드럽게 하고, 귀 주위를 스트레칭해서 부드럽게 하는 것이 이명을 치료하는 기본 방법이다. 그런데 귀 주위를 움직이게 하는 것은 쉽지가 않다. 효과적인 방법은 귀 위쪽에 있는 두피 근육에 손을 대고 측두근의 수축력을 느껴보는 것이다.

구체적인 방법은 눈을 크게 위로 치켜뜨면서 눈썹이 이마 위로 향하도록 하고, 동시에 귀를 뒤로 보내는 느낌으로 귀 주위를 수축시키는 것이다. 이때 '으' 소리를 내며 입을 옆으로 벌리면서 하면 좀 더 도움이 된다. (이때 목 근육의 수축도 강하게 일어나는 것이 정상이다. 알고 보면 얼굴과 목의 모든 근육을 사용하면서 귀 주위를 움직이게 하는 힘든 운동법이다.)

이렇게 해보면 측두근이 있는 두피 부위에서 근육의 움직임이 느껴지면서, 이명이 강하게 느껴진다. 이명 치료는 이렇게 스스로 이명을 만들어내서 이명을 이해하는 것부터가 시작이다.

노인들은 측두근이 있는 귀 위쪽의 두피 부위가 너무 굳고 위축되어 있어 아무런 움직임이 없는 경우가 대부분이다. 그래도 꾸준히 노력하면 측두근 부위가 부드러워지고 수축력이 강화되면서 두피근육의 움직임도 생겨난다. 그렇게 이명을 만들어내면서 그 소리를 조절해가면 누구나 이명을 관리할 수 있게 된다.

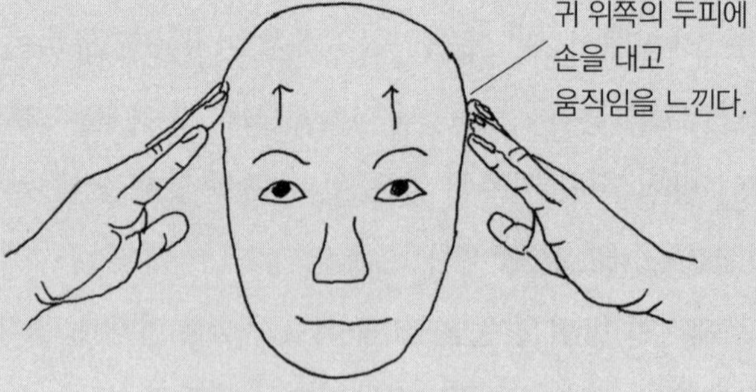

이명 치료 운동법

고유감각의 혼란 '어지럼증'

많은 사람들이 어지럼증 증세로 고생하고 있는데, 온갖 치료를 받아도 좋아지는 경우는 찾아보기 어렵다. 뇌나 귀에 특별한 이상이 없고 다른 검사에서도 문제점이 없는데 만성적으로 반복되는 어지럼증은 병원에 가서 진찰을 받아봐도 원인을 모르는 경우가 대부분이다. 원인을 모르니까 치료가 잘 안 되는 것은 당연하다.

정말 어지럼증은 원인을 알 수 없는 난치병일까? 그렇지 않다. 어지럼증은 원인도 뚜렷하고 고칠 수 있는 병이다. 어지럼증의 원인을 알기 위해선 우선 우리 몸의 고유감각(proprioception)을 이해해야 한다. 고유감각은 우리 몸의 위치, 움직임, 속도 등의 감각을 말한다. 근육, 힘줄, 관절에 분포해 있는 신경에서 평소에 늘 느끼고 있는 감각이다.

예를 들어 손이 어디에 위치해 있는지 느끼고, 손을 어떻게 움직여서 입으로 가져가는지, 손을 어떤 속도로 입에 가져가는지를 익숙하게 알아서 일상적인 움직임을 가능하게 하는 감각기능이 고유감각이다. 눈을 감고도 내 손을 익숙하게 움직여 과자를 입으로 이동시켜 먹을 수 있는 것도 고유감각의 기능이 있기 때문에 가능하다. 만약 고유감각이 없다면 이런 손의 위치감, 움직임, 속도감이 없어서 자연스럽게 과자를 입으로 가져가는 동작이 힘들어지게 된다.

겨드랑이를 벌려 팔을 뻗고 잠이 들었다가 겨드랑이를 지나가는 신경다발이 과하게 스트레칭되면서 일시직으로 팔이 마비되는 경우가 있다. 그때 잠에서 깨 마비된 자기 팔이 어디에 있는지를 알려면 반대편 손으로 더듬어서 찾아내야 한다. 이런 현상은 일시적으로 마비된 팔에 고유감각이 없어졌기 때문이다. 이런 고유감각과 함께 시각, 귀의 평형감각, 피부감각 등에서 오는 정보를 종합하여 우리 몸은 위치, 자세, 공간, 속도감 등을 느끼게 된다.

평소에 누워 있다가 일어나 앉는 움직임과 속도감, 서서 일정한 자세를 유지하는 감각, 목이 과도하게 꺾여 기울이지 않고 바르게 유지하는 감각, 걸어가고 있는 동안의 균형감각 등등은 고유감각을 비롯해서 시각, 귀의 평형감각들이 정상적으로 작동해야 가능한 것들이다. 그런데 우리 몸의 감각은 일정하게 반복되는 자극에 익숙해지면 그 자극을 못 느끼게 되는 경우가 많다. 항상 숨을 쉬고 살면서도 호흡을 잘 느끼지는 못하는 것처럼, 안경을 끼고 있으면서 안경의 착용감을 못 느끼거나, 자기 겨드랑이에서 나는 암내를 자기 자신은 못 느끼는 것들이 그런 예이다.

우리가 평소에 일정하게 반복되는 자극에 감각이 익숙해져서 그 자극을 못 느끼는 것을 감각순응(sensory adaptation)이라고 한다. (통증처럼 감각순응이 안 되는 감각도 있지만) 대부분의 감각은 일상생활 속에서 자극의 큰 변화없이 일정한 상황이 반복되면 감각순응을 하게 된다. 고유감각, 시각, 귀의 평형감각들은 평소 우리 몸의 일상적인 위치, 움직임, 자세, 속도감 등에 익숙해져서 감각순응을 하게 된다.

우리가 누워 있거나, 걷거나, 집중하는 자세를 취하거나 하면서 위치, 움직임, 자세, 속도감 등을 특별히 이상하게 느끼지 않는 것도 이런 감각의 자극에 익숙해져 있기 때문이다. 그런데 평소의 고유감각, 시각, 귀의 평형 감각이 익숙하지 않은 상황을 갑자기 만나면 달라지게 된다. 두 눈을 감고 서 있거나 걸으려면 몸이 비틀거리고 균형 잡기가 어려워진다. 높은 곳에 올라서면 누구나 아찔해지고 어지러워하게 된다.

평소에 조화롭게 작동하고 있던 고유감각, 시각, 귀의 평형감각이 아니기 때문에 혼란이 온 것이다. 나이가 들면 우리 몸의 근육과 관절에 부드러움이 없어지면서 굳어지게 된다. 늙어가면서 근육과 관절의 퇴행성 변화가 계속 진행되면 부드러움이 없어지며 굳어져가는 몸과 함께 고유감각, 시각, 귀의 평형감각도 일정하게 굳어진 고정된 위치감, 제한된 움직임, 느려지는 속도감 등등에 익숙해지는 감각순응을 하게 된다.

목과 어깨 부위 근육도 굳어지면서 목의 움직임이 제한되고, 머리도 일정하게 고정된 범위 내에서만 위치하게 된다. 제한된 목의 움직임이나 움직임 없이 일정하게 고정된 머리 위치에 익숙해 있던 노인들의 고유감각에 다른 감각 자극이 생기면 혼란이 와서 어지럼증을 느끼는 것이다.

평소에 잘 하지 않던 머리 기울이기, 뒤돌아보기, 회전 등을 하면서 낯선 목의 움직임이나 머리 위치를 경험하게 되면, 늘 익숙해져 있던 고유감각, 시각, 귀의 평형감각에 혼란이 생겨서 어지럼증을 느끼게 된다. 평소 움직임 없이 고정된 위치에 익숙해져 있던 몸이, 앉아 있다가 일어나는 빠른(?) 속도감을 낯설게 느끼면서 어지럼증을 느끼기도 한다.

몸이 많이 굳어지면 누워 있는 상황도, 내 몸이 낯선 자세나 위치에 있는 것으로 잘못 감각해서, 천정이나 주위가 빙빙 도는 어지럼증을 느끼게 되기도 한다. 어지럼증의 원인은 대부분 목과 어깨 부위를 비롯한 목 주위, 두피 근육의 부드러움이 없어지고 관절운동이 제한되면서 생겨난다. 그래서 어지럼증의 치료는 굳어진 근육을 두들기기나 스트레칭으로 부드럽게 하고 관절운동이 잘되도록 하는 것이다.

주로 목과 어깨 부위를 집중적으로 풀어주고, 머리 돌려 뒤돌아보기, 머리 옆으로 기울이기, 회전운동 등을 해서 목의 운동범위를 늘려 다양한 위치감과 움직임에 익숙해지도록 한다. 속도감에 익숙해지려면 머리를 좌우로 흔들거나 회전을 연습하도록 한다. 다양한 속도감에 익숙해지기 전에 빠른 속도로 머리를 움직이면 어지럼증이 더 심해질 수 있기 때문에 처음에는 아주 천천히 시작해야 한다.

몸 전체의 위치감, 움직임, 속도감에 익숙해지기 위해서는 두 발로 균형 잡고 서 있기(노인들은 버티고 그냥 서 있기를 못 하고 몸을 저으면서 휘청거리는 경우도 많다), 한 발로 서서 균형 잡기, 몸을 옆으로 기울이기, 앞으로 숙이기, 뒤로 젖히기, 몸통 좌우로 돌리며 회전운동, 누워 있다 일어나 앉는 연습, 앉았다가 일어나는 연습을 천천히 반복해야 한다.

어지럼증을 위한 머리나 몸 전체 운동을 안전하게 하기 위해서는 벽이나 식탁 등을 잡고 위치감을 확인하면서 시작하고, 익숙해지면 손을 놓고 해보도록 한다. 처음에는 시선을 한곳에 고정해서 연습하고, 익숙해지면 여러 곳으로 자유롭게 옮기면서 하는 것이 안전하다. 시선 훈련에 익숙해지면 조심스럽게 눈을 감고 도전해봐도 된다.

이런 훈련에 익숙해지고 나면, 장기적으로는 온몸을 움직이는 요가 같은 운동과 스트레칭, 여러 가지 근력운동을 해서 근육과 관절을 부드럽고 튼튼하게 유지해 나가는 것이 필요하다. 이렇게 해서 우리 몸이 어떤 위치감이나 다양한 움직임, 빠른 속도감에도 익숙해지도록 하면 어지럼증은 해결될 수 있다.

어지럼증에 관한 질문과 대답

Q 최근 어지럼증으로 고생 중인 50대 남자입니다. 지금은 눈만 감아도 어지러운데 위의 훈련 방법들을 시작할 엄두가 나지 않습니다.

A 어지럼증이 심할 때는 적극적인 훈련을 하기가 어렵습니다. 간단하고 안전하게 시작하는 것이 좋습니다. 예를 들면, 식탁의자에 앉아서 식탁에 놓인 컵을 손을 뻗어 잡는 연습부터 합니다. 이 동작은 눈으로 컵의 위치를 먼저 확인하고 손을 뻗는 거리감, 컵을 쥐는 촉감을 느끼는 연습 방법입니다. 같은 동작을 눈을 감고도 해봅니다. 이렇게 눈을 뜨고 손을 뻗어 컵을 쥐고, 눈을 감고 컵을 쥐러 가는 동작을 반복하면 안전하게 훈련을 시작할 수 있습니다.

비슷한 방법으로, 서서 눈을 뜨고 벽을 만져서 벽의 위치와 내 몸의 거리감, 벽에 손이 닿는 촉감을 느낀 다음, 눈을 감고 손으로 벽을 확인하는 연습도 해봅니다. 이렇게 시각을 포함한 고유감각, 평형감각을 훈련해서 점차 다음 단계로 나가면 됩니다. 어지럼증이 있을 때 눈을 감으면 증세가 더 악화됩니다.

오히려 눈을 크게 부릅뜨고 어떤 한곳에 시선을 고정하는 것이 중요합니다. 처음에는 눈을 부릅뜨고 시각을 안정시킨 다음에 주위의 고정된 물체를 손으로 잡아서 위치감을 확보하는 것이 어지럼증 증세를 완화시키는 훈련을 시작하는 데 도움이 됩니다.

Q 60대 여자입니다. 버스나 택시를 타면 멀미가 심해서 외출하기가 힘듭니다.

A 일상생활에서는 굳어진 몸 근육과 고정된 자세에 익숙해져 있다가 버스나 택시를 타면 평소 느끼지 못했던 낯선 속도감, 방향감각과 움직임 때문에 익숙한 고유감각, 시각, 귀의 평형감각에 혼란이 생기면서 어지럼증을 느끼거나 구토를 하게 됩니다.

차멀미를 하지 않기 위해서는 반복해서 자주 차를 타서 낯선 속도감, 방향감, 움직임에 익숙해지도록 하는 것이 좋겠지만, 멀미를 참아가면서 훈련하기는 여러 가지로 쉽지가 않습니다. 차멀미 치료를 위해서는 굳어진 몸 전체 근육을 부드럽게 하고, 다양한 움직임에 익숙해지도록 관절 체조를 비롯해서 근력운동을 하는 것이 좋습니다. 또한 머리 흔들기나 몸통 회전운동을 해서 다양한 속도감과 방향감각, 위치감각에 익숙해지도록 훈련합니다.

이런 훈련을 할 때 눈을 뜨고도 하고, 감고도 하고, 시선을 고정해서도 하고 다양하게 옮겨가면서 해보는 것이 좋습니다. 이는 고유감각, 시각, 귀의 평형감각들이 차를 탔을 때의 낯선 상황에서도 익숙하고 조화롭게 작동해서 멀미를 하지 않도록 합니다. 우리 몸의 고유감각이나 평형감각 등에 혼란이 오면 몸은 비상사태로 인식해서 몸을 정상화, 안정화시키기 위해 부교감 신경계를 활성화시킵니다. 그래서 입에 침이 고이고 오심, 구토 등을 하게 되는 것입니다.

차멀미와 반대로 속도감, 움직임이 전혀 없이 고정된 자세로 앉아 있는 상태에서 빠르게 움직이는 TV 화면을 볼 때 멀미처럼 어지럼증을 느끼는 경우도 있습니다. 평소 굳어진 근육이나 관절과 함께 고정된 시선에만 익숙해져 있던 감각이 빠르게 움직이는 화면을 보면 혼란이 오고, 상대적으로 몸 전체의 균형감각에 혼란이 와서 어지럼증을 느끼게 됩니다.

평소에 근육이나 관절을 부드럽고 튼튼하게 관리하고, 멀리 보기, 가까이 보기, 상하좌우 보기 회전운동 등의 다양한 시야 연습, 눈감고 움직이기 등등의 감각도 관리하면 어지럼증에 도움이 됩니다.

Q 30대 직장인입니다. 평소에는 괜찮은데 아침에 일어날 때마다 어지

럼증을 느낍니다. 병원에서는 이석증 때문이라고 하면서 기다리면 좋아진다고 하는데, 약을 먹고 치료를 해도 낫지를 않습니다. 어떻게 해야 좋을까요?

A 흔히 어지럼증의 가장 흔한 원인은 이석증이라고들 합니다. 이석증은 귀의 세반고리관 내 이석의 문제로 어지럼증이 생긴다고 설명하는 병명인데, 그 실체는 아직 정확하게 규명된 것이 없습니다. 사실 이석증이라는 병명은 추측에 불과한 것입니다.

아침에 일어날 때 어지럼증을 느끼는 것은 밤새 자는 동안 누워 있는 익숙한 자세에서 깨어 일어나는 동작이나 돌아눕는 동작이 낯선 고유감각으로 인식되기 때문입니다. 평소에도 고정된 자세로 집중해서 일하면 목과 어깨 부위를 비롯해서 일정하게 고정된 머리나 몸의 위치감각, 시각, 귀의 평형감각에 익숙해집니다. 자는 동안에도 움직임 없이 고정된 머리 위치로 있다가 잠이 깨서 일어나며 변하는 위치감, 속도감 때문에 몸의 감각에 혼란이 와 어지럽게 느끼게 됩니다.

낮에도 갑자기 머리를 들어 하늘을 쳐다본다거나 뒤돌아보는 동작 등에서 어지럼증을 느끼는 경우가 있는데 이것도 익숙하게 고정되어 있던 머리 위치에서 갑자기 변하는 위치감이나 속도감을 몸의 고유감각이 적응하지 못하기 때문입니다.

치료는 일반적인 어지럼증의 치료와 마찬가지로 '목 주위'를 비롯해서 근육을 부드럽게 하고 관절운동을 해서 다양한 위치, 속도감, 움직임에 잘 적응하도록 하는 것입니다.

Q 50대 여자입니다. 어지럼증, 구토 등의 증세로 병원에 갔더니 메니에르병이라고 하는데 이석증과는 어떻게 다릅니까?

A 이석증이라는 병명도 언젠가는 없어져야 될 병명이지만, 같이 사라져야 될 병명이 메니에르병입니다. 메니에르병은 귀속 림프액 이상으로 어지럼증, 이명, 귀의 먹먹함, 구토 등의 증세가 생겨난다는 것입니다. 이석증과 마찬가지로 그 실체는 정확하게 알려진 것이 없고 추측하는 내용만 있습니다.

메니에르병이라고 알려진 여러 증세는 두통, 이명, 어지럼증 등입니다. 메니에르병은 이 책에서 이미 설명했던 여러 증세가 한꺼번에 나타난 것뿐입니다. 두려워 말고 각 증세별로 하나씩 관리해 나가면 다 좋아질 수 있습니다.

간질 발작에 대한 새로운 생각

간질 발작은 치유 과정(healing process)이다.

역사상 유명한 인물들의 간질 발작에 대한 에피소드도 많다. 기원전 마케도니아의 알렉산더 대왕을 비롯해서 근세 예술가들의 간질 발작에 대한 기록이 드물지 않게 전해져오고 있다.

그러나 이런 인물들의 간질 발작에 대해서는 과거나 현재나 할 것 없이 대개는 부정적인 내용들이다. 옛날에는 귀신이 들어 생긴 몹쓸 병으로 오해를 받기도 했고, 지금도 고칠 수 없는 난치병, 부끄러운 병, 숨겨야 하는 병 등으로 알려져 있다.

러시아의 소설가 도스토옙스키도 간질 발작 증세로 평생 고생한 사람 가운데 한 명이다. 그런데 도스토옙스키가 자신의 간질 발작에 대해서 말한 내용 중에 흥미로운 것이 있다. 늘 두려운 간질 발작이긴 하지만, 동시에 황홀감에 대하여 이야기를 하는 부분이다. 그는 간질 발작 전의 황홀감, 발작 동안의 천국 느낌, 환희의 나라라는 표현을 쓰면서 세상의 어떤 즐거움과도 간질 발작을 바꾸지 않겠다는 말을 하고 있다.

전형적인 간질 발작(대발작, grand mal seizure)을 직접 보면 황홀, 천국, 환희 등의 단어와는 전혀 어울리지 않는 상황이다. 괴로운 신음, 사지 경련, 온몸의 뒤틀림, 입에 거품을 물고 눈을 희번덕거리며 치켜뜨는 모습은 무섭기만 하다. 그런데 이렇게 무서운 발작의 과정이 끝나면 환자는 바로 깊은 잠에 빠진다. 마치 이런 깊은 잠을 자기 위해 발작을 한 것처럼 편안하고 깊은 잠을 자는 것이다. 아마도 도스토옙스키는 발작 후의 꿀 같은 잠을 표현했던 것이 아니었을까?

우리가 일상생활에서 여러 가지 이유로 며칠 잠을 잘 못 자다가 어느 날 몰아서 잘 때 깊고 깊은 잠을 자는 것도 간질 발작 후의 잠과 비슷하다. 자면서 몸을 많이 뒤척거리는 것, 잠의 시작 시기에 움찔하고 놀라거나 신음소리를 내는 것도 더 깊은 잠을 자기 위한 과정이다. 간질 발작과 잠은 많은 관계가 있다. 수면부족, 과도한 정신적 스트레스, 고강도 장시간 육체활동 후의 피로 등은 깊은 잠을 필요로 한다.

잠이 필요한 이런 상황을 겪은 후 깊은 잠을 자고 나면 몸과 마음의 긴장을 해소할 수 있다. 하지만 잠을 자지 못하고 온몸과 마음의 긴장이 계속되어 한계치까지 쌓이게 되면, 자신의 의지와는 관계없이 하품으로 시작해서 경련을 일으키고, 깊은 호흡을 하면서 몸의 긴장을 풀고 깊은 잠에 빠지게 되는 과정이 간질 발작이다.

이런 과정으로 발작 이전에 쌓여왔던 몸과 마음의 긴장을 치료하는 것이다. 그래서 간질 발작은 치유 과정으로 볼 수 있다. 물론 간질 발작은 혀를 깨문다든지, 예기치 못한 장소에서 발작을 일으켜 위험한 면도 있고, 발작 동안의 엄청난 근육 수축, 이완작용으로 온몸이 아프거나 두통 등의 증세를 나타낼 수도 있다. 하지만 대개는 근육에 쌓인 긴장을 짧은 몇 분 동안 풀어낼 수 있는 긍정적인 치료과정이라고 볼 수 있다.

수면 중에 하는 간질 발작은 더 깊은 잠으로 가기 위한 과정으로 볼 수 있다. 우리가 얕은 잠에 들었다가 움찔하며 경련하듯이 몸을 흔들거나, 소리를 지르거나, 팔 다리를 허우적거리듯이 움직이고 나서 다시 깊은 잠에 빠지는 것도 발작과 유사한 과정이다. 지하철이나 버스 안에서 자신도 모르게 깊은 잠에 빠졌다가 깜짝 놀라 깼다가 주위를 둘러보고는 다시 조는 것도 발작과 유사한 치유과정으로 볼 수 있다.

잠을 안 자고 노는 데에만 집중해 있던 어린아이가 밥을 먹는 도중이나 놀이 도중 깜빡 조는 것을 반복하거나, 갑자기 깊은 잠에 빠지는 것도, 부족한 잠을 자면서 몸과 마음의 긴장을 풀어가는 것과 같은 발작과 유사한 과정으로 볼 수 있다. 수면과 관계없이 평소에 갑자기 눈이 씰룩거려지거나 팔 다리가 본인의 의지와 관계없이 놀라듯 움찔하며 움직이는 것도 빠른 수축과 이완으로 근육에 쌓인 긴장을 풀어가는 간질 발작과 유사하다.

역사상 알려진 유명인물의 공통점은 게으른 삶이 아닌, 극도의 긴장이 반복되는 삶을 살아낸 사람들이라는 점이다. 역사에 뚜렷한 업적이나 기록을 남길 정도의 사람이라면 결코 보통의 노력으로는 그렇게 될 수 없었을 것이다. 초인적이라는 표현처럼, 보통 사람의 한계를 뛰어넘는 엄청난 집중력, 계속되는 긴장, 불면의 나날을 보내면서 그런 것들을 이룩해내지 않았을까 짐작해볼 수 있다.

그래서 지친 몸과 마음을 쉬게 할 시간이나 여유를 가지지 못하고, 가장 불편하고 괴로운 간질 발작의 과정으로 힘들게나마 긴장을 해소할 수 있었던 것이다. 초인적인 삶을 살지 않는 우리들에게 필요한 것은 멍청한 순간(=멍 때리기), 게으름, 조는 순간, 충분한 수면, 잦은 휴식이다.

간질 발작에 대한 도스토옙스키의 감정을 직접 느낄 수는 없지만, 여행 가기 전날의 흥분된 마음, 오랫동안 보고 싶은 사람을 만나기 바로 전의 느낌, 피곤했던 하루를 마치고 누워서 달콤한 잠에 들려 할 때 느끼는 편안한 마음, 즐거운 여행을 하고 보고 싶은 사람과 행복한 시간을 보내는 것, 깊은 잠을 자는 동안의 달콤한 감정과 비슷하지 않을까 생각해본다.

아직까지 간질(=뇌전증)의 원인은 정확하게 알려진 것이 없다. 두부 외상이나 뇌질환 등의 특별한 이유 없이 오는 간질은 과도한 몸과 마음의 긴장이 원인일 수 있다. 알렉산더 대왕의 간질 발작도 전쟁을 앞두고 긴장이 최고조에 달했을 때 일어났고, 예술가들의 발작도 집중하며 긴장하는 시간이 길어지면서 일어난다.

수면 부족, 과도한 스트레스, 쉬지 않고 하는 장시간 육체노동 등이 간질 발작의 원인이 될 수 있다. 우리의 몸과 마음이 스트레스를 받지 않고 살아갈 수는 없지만, 긴장과 휴식을 반복하며 쌓인 긴장을 풀어가는 것이 중요하다. 우리가 매일 잠에 드는 것도 일종의 발작 과정이라고 볼 수 있다. 하루 동안 쌓인 몸과 마음을 쉬게 하는 긍정적인 발작의 시간이라고 볼 수 있는 것이다. 가능하면 낮시간에도 짧은 낮잠을 자서 긴장을 해소하는 것이 좋고, 업무 중이나 휴식 중에 깜빡 조는 것도 도움이 된다.

어린이들의 틱 증세

어린아이들이 헛기침을 하거나, 눈을 깜빡거리거나, 눈을 희번덕거리며 일정한 방향으로 움직이거나, 머리를 한 방향으로 흔들거나, 어깨를 움찔거리거나, 가슴을 발작적으로 앞으로 내미는 동작 등의 병적인 움직임을 반복하는 증세를 틱장애라고 한다.

틱장애는 원인을 모르는 신경질환으로 알려져 있다. 치료자들은 심리적인 문제, 스트레스, 유전적인 요인 등등이 원인이라고 한다. 틱장애 같은 원인을 잘 모르는 증세는 잘 고칠 수 있을까? 당연히 치료가 잘 안 된다.

따라서 어린아이들의 틱 증세에 대해서 별별 치료를 다 해봐도 좋아지지 않는 것은 어떻게 보면 당연하다. 결국에는 막연히 크면 저절로 좋아진다는 설명에 기대감을 갖고 치료를 포기해 버리는 경우가 대부분이다. 그런데 나이가 들어도 틱장애는 없어지지 않고, 어른이 되어서도 그대로인 환자가 많다.

사실 틱장애는 원인도 뚜렷하고 치료도 의외로 간단하다. 누구나 고칠 수 있는 병이다. 앞에서 '간질 발작은 치유 과정이다'라고 설명하였는데, 알고 보면 틱장애도 그와 비슷한 기전으로 생기는 증세이다. 어린아이들이 쉬지 않고 집중해서 놀이를 하거나 과도하게 책을 읽거나 장시간 TV를 시청하거나 게임에 몰두하거나 낮잠을 안 자고 계속 졸리는 상태로 버티면서 시간을 보내면 근육 긴장이 반복해서 쌓이게 된다. 이렇게 쌓인 근육 긴장은 낮잠을 자거나 눈을 감고 쉬는 등 휴식 시간을 가지며 풀어줘야 한다. 그런데 긴장을 풀어주는 휴식 시간 없이 계속해서 근육 긴장이 쌓이기만 하면, 몸 여러 곳의 굳어진 근육의 불편감을 해소하기 위해 스스로 소극적으로, 무의적적으로, 발작적으로, 습관처럼 반복 동작을 하는 과정이 틱증세이다.

주로 눈 주위 근육이 잘 굳어지니까 눈 주위 근육의 불편감을 해소하기 위해 눈을 깜빡거리거나 희번덕거리는 움직임을 반복하고, 목과 어깨 부위의 근육도 잘 굳기 때문에 불편한 목과 어깨 증세를 해결하기 위해 머리를 흔들고, 어깨를 들썩이고, 몸을 움찔거리는 동작을 반복하게 된다. 특별히 틱장애가 없는 사람도 극도로 피곤한 상태에서 휴식을 취하지 못하거나 잠을 못

자는 긴장된 상황이 계속되면 눈을 깜빡거리거나 몸을 움찔거리게 되는 경험을 한 적이 있을 것이다.

틱장애의 치료는 쌓여온 근육 긴장을 풀어주는 것이다. 아이를 쉬게 하는 제일 좋은 치료는 낮잠을 자게 하는 것이다. 낮잠을 안 자려고 하는 아이를 재우는 것은 쉽지가 않다. 엄마와 같이 누워서 낮잠을 청하는 것도 좋고, 잠을 안 자더라도 눈 감고 쉬는 것을 놀이처럼 엄마와 반복하는 것도 좋은 방법이다.

직접 굳어진 근육을 풀어주는 치료법도 중요하다. 아이 스스로 눈 주위를 손으로 누르거나 주먹으로 가볍게 두들겨 풀어주도록 가르치는 것도 좋은 방법이다. 목과 어깨를 부드럽게 하기 위해서는 목을 뒤로 돌려서 머리를 등으로 기울이는 스트레칭을 습관이 되도록 해준다.(43쪽 아래 그림 참조)

보호자가 아이의 목과 어깨를 주물러 주는 것도 좋다. 가능하면 도구를 이용해서 두들기는 것도 좋은 방법이다. 집중하는 놀이 시간이 길어지면 중간중간 체조를 하게 해서 근육 긴장이 계속되지 않도록 관리하는 것도 틱 증세의 치료에 중요하다.

틱장애는 심리적인 문제도 아니고 신경질환도 아니다. 유전질환도 아니다. 어린아이의 굳어진 근육을 이해하고, 쌓인 긴장을 풀어만 주면 얼마든지 고칠 수 있는 증세이다. 비싼 심리 치료나 특별한 검사가 필요한 것도 아니고 난치병은 더더욱 아니다. 부모가 먼저 아이의 근육에 긴장이 쌓여서 생긴 틱 증세를 이해하고, 아이 스스로 긴장이 쌓인 근육을 관리하는 습관을 가지도록 적극적으로 가르치면서 유도해 나간다면 의외로 쉽게 고칠 수 있다.

3부

정형외과의 진실

정형외과의 진실

한 가지 약으로도 하루 종일 진료가 가능하다?

가능하다!

정형외과의 경우만 보면 진료실에서 흔히 만나는 증세를 치료한답시고 처방하는 약은 대부분 진통소염제다. 무릎이 아파도, 어깨가 아파도, 허리가 아파도, 환자가 다르더라도 관계없이 똑같은 약을 하루 종일 처방하면서 진료를 하는 것이 가능하다. 뭐, 가끔 근육이완제나 다른 약을 처방할 때도 있지만 거의 한 가지 약으로 서로 다른 증세를 가진 수많은 환자를 치료(?)한다.

왜 그럴까? 환자들이 보기에는 의사들이 환자 개개인의 증세를 다 알고 구별해서 처방을 하는 것처럼 보이지만 사실은 그 증세에 대해서 잘 알지 못하거나, 알더라도 개개인의 증세에 따른 치료법을 모르는 경우가 많다. 그래서 편안하게 천편일률적으로 똑같은 진통소염제를 처방하는 것이다.

진통소염제는 환자들이 착각하기 쉬운 약이다. 이런 약은 개개인의 증세와 관계없이 우선 통증을 가라앉히는 것이 주작용이다. 복용하면 통증이 없어지니까 환자들은 좋은 치료제라고 착각한다. 이렇게 병의 원인에 관계없이 같은 약 처방을 반복하는 것은 근본적인 치료가 될 수 없다. 각각 증세의 원인을 찾아 그 원인을 근본적으로 해결하는 것이 진짜 치료다. 통증을 일으키는 원인과 관계없이 일시적으로 통증만 눌러주는 진통소염제는 근본적인 치료제가 될 수 없다.

가끔 '신약이 개발되었습니다'라고 떠들어대며 마치 이런 증세들을 완전치료하는 길이 새롭게 열린 것처럼 선전하는 약들도 대부분 진통제에 불과하다. 다시 한번 더 강조한다. 통증은 같은 거지만 그 통증을 일으키는 원인은 환자마다 다르고 부위별로 다르다. 그렇게 다른 원인을 하나씩 해결해나가야 치료가 가능한데 원인과 관계없이 뭉뚱그려 똑같은 진통제로 치료할 수 있다는 것은 말도 안 되는 얘기다.

나의 진료실을 방문하는 환자들 중에도 "왜 약 처방을 안 해주느냐?", "아니, 약도 안 먹고 어떻게 치료가 돼?"라고 항의하는 분들이 가끔 있다. '치료=약이 필수'라는 등식에 너무 익숙해져 있기 때문이다.

비쌀수록 좋은 검사, 좋은 치료?

환자들은 치료하는 데 드는 비용이 비싸면 비쌀수록 좋은 치료라고 생각한다. 몇천 원짜리 치료는 싸구려 취급하며 불신하는 경우가 많다. 검사도 최신 기계일수록, 비용이 비쌀수록 신뢰한다. 손으로 만지고, 눈으로 보고, 말로 설명하는 진찰은 애걔? 이게 끝? 식으로 의아해하며 잘 믿으려 하지 않는다.

진료 후에 "몇천 원입니다"라고 진료비를 말해주면 "그것밖에 안 해요?"라고 실망하는 환자들이 의외로 많다. 싸다고 다 좋은 것도 아니긴 하지만 정형외과 영역의 무릎, 허리 통증 같은 일반적인 증세에 쓸데없이 비싼 검사나 비싼 치료가 더 좋은 경우는 거의 없다.

이런 MRI 같은 경우가 있나

엄지발가락이 불편해서 진료 받으러 온 환자가 다른 병원에서 MRI를 찍었는데 결과가 '어쩌고, 저쩌고'라고 말한다. 그래서 내가 놀라서 물어봤다.

"발가락 MRI 촬영을 하셨다고요?"

환자는 왜 그러느냐는 듯한 표정을 지으며, 그렇다고 대답한다. 나는 환자에게 이 증세는 눈으로 보고 손으로 만져서 진찰하면 되는 경우라고 설명하고 다음부터는 MRI 같은 검사에 휘둘리지 말라고 덧붙인다. 물론 이 환자가 MRI를 찍어야 되는 경우인지 아닌지 스스로 판단하기는 어렵다.

이 환자는 50대의 멀쩡한 정신을 가진 환자인데도 이런 어처구니없는 의료상술에 넘어간다. MRI 검사 비용이 몇천 원 정도라면 뭐 한번 해보는 것도 그리 나쁘고 잘못된 것은 아니라 할 수 있다. 그런데 수십만 원의 비용이 드는 MRI 검사를 밥 먹듯이 아무 부위에나 아무렇지 않게 뚝딱 해버리는 것은 거의 사기에 가깝다.

왜 의사들은 이런 사기에 가까운 MRI 검사를 할까? 답은 간단하다. 수십억 원씩 혹은 비싼 리스로 MRI 장비를 들여놨으니까, 본전을 뽑아야 한다. 장사의 논리로 보면 당연히 남는 장사를 해야 된다. 그런데 필요도 없는 상품을 소비자에게 터무니없이 비싼 값에 파는 것은 사기와 같다. 결국 환자들은 의사의 돈벌이를 위해서 돈을 갖다 바치는 것이다.

디스크니 협착증이니 하는 엉터리 병명은 척추와는 무관하니까, 척추 MRI는 아무런 의미가 없다. 무릎 퇴행성 관절염은 대부분 근육과 힘줄 같은 연부조직의 문제이니까, 무릎 MRI는 아무런 의미가 없다. 어깨의 통증은 대부분 근육과 힘줄 같은 관절의 연부조직이 굳어져서 생기니까, 어깨 MRI는 아무런 의미가 없다. 그렇다면 정형외과 영역에서 MRI는 도대체 언제 필요할까?

일반적으로 정형외과 진료실에서 볼 수 있는 증세 중에서 MRI 검사가 필요한 경우는 많이 잡아도 0.01%도 안 될 것이다. 필요도 없는 MRI 검사 때문에 몰라도 되는 엉뚱한 것들을 발견하고 엉뚱한 병명을 만들어내서 환자들에게 해를 끼친다. MRI는 그림자를 보는 검사방법이다. 들판에 한 그루의 나무가 서 있고, 해가 비쳐 그 나무의 그림자가 생기면 당연히 그 나무의 그림자라는 걸 쉽게 알 수 있다. 그런데 잡목과 풀로 뒤엉킨 숲속에 빛이 들어와 그림자를 만들면 얘기가 달라진다. 어느 그림자가 어느 나무의 그림자인지 알 수 없고, 서로 엉키기도 하고 굴절도 되어서 정확하게 알아채기보다는 잘못된 판단을 하기가 십상이다.

마찬가지로 MRI 검사도 복잡한 숲속의 그림자를 보는 것처럼 엉터리 정보를 줄 수가 있다. 오늘도 허리, 무릎, 어깨, 목, 손목, 발목, 발가락 등등에 무차별적으로 MRI 검사를 권하면서 아무것도 모르는 환자들에게서 본전을 뽑아내기 위해 의사들은 너무나도 바쁘다. 이런 MRI 같으니라구!

비보험 진료의 비밀

현재 우리나라의 의료보험 제도는 많은 다른 나라에서 부러워할 정도로 체계적으로 자리 잡혀 잘 운영되고 있다. 자랑도 많이 한다. 환자들도 대체적으로 만족해하는 듯하다.

그런데 환자의 입장으로 병원에 가보자. 동네의원 말고 좀 더 큰 규모의 병원을 이용하게 되면, 개개인의 환자가 느끼기에 의료보험의 혜택은 별로 없는 것 같을 때도 많다. 평소 꾸준하게 의료보험료를 엄청 지불해왔는데 막상 그 혜택을 많이 봐야 하는 상황에서는 허탈감을 느낄 정도로, 아 당신이 낸 의료보험으로는 여기까지고, 더 대접받으려면 따로 비용을 내야 돼! 응? 그런데 이 비용이 만만치 않다. 주위의 얘기를 들어보아도 암치료나 다른 중증으로 병원에 가면 돈을 엄청 써야 해서 힘들다고 한다. 뭔 놈의 의료보험 비해당 치료가 이렇게도 많은지…. 에휴.

그래서 '치료를 포기해야겠다'라는 말이 나온다. 잉? 대한민국처럼 평소에 의료보험료를 잘 내는 나라가 없고, 병원에 가면 언제든지 잘 치료받을 수 있을 줄 알았는데 무슨 말이지?

의료업계에서는 국민의료보험에 해당되지 않는 진료를 '비보험' 혹은 '일반수가', 더 줄여서 '일반'이라고 부른다. 의료보험 진료체계에 해당되지 않는 일반 환자들은 의사들에게 엄청나게 매력적인 고객일 수밖에 없다. 그래서 의사들은 일반 환자 혹은 의료보험에 가입돼 있어도 보험에 해당되지 않는 일반 진료를 많이 만들어 안전하게 부를 축적한다.

의료보험제도는 일반 소비자(환자)들이 평소 일정 금액의 보험료를 주기적으로 내고 있다가, 내가 필요해서(아플 때) 병원에

가 진료받을 때는 적은 금액만 부담함으로써 평소에 지불했던 보험금의 혜택을 보는 것이다. 아프지 않았지만 미래를 대비해서 냈던 평소의 보험금 납입에 대한 보상을 받는 것이다.

그런데 과연 우리 환자들은 내가 평소에 낸 의료보험료만큼 보상을, 도움을 받고 있을까? 아니다. 처음 국민의료보험이 시행될 때 엄청 반발했던 사람들이 바로 의사다. 왜? 내 마음대로 잘 벌어먹고 잘살고 있는데, 왜 나라에서 마음대로 진료의 가격을 정하고, 하라, 하지 마라 하는 거지? 이게 매우 마음에 안 들었기 때문이다.

몇십 년의 세월이 지나면서 의료보험제도는 정착이 되기 시작하고, 의사들은 이 정책에 대항(?)하여 새로운 것들을 만들어 돈을 벌기 시작한다. CT도 그 시작 중의 하나이다. 일반 X-ray 촬영 위주로 환자를 진료하던 의사들이 엄청난 CT 장비를 들여오기 시작했다. 당시에 CT는 의료보험이 안 되는 비보험 검사였다. 지금은 이해가 안 되지만, 몇십만 원의 비용을 들여가면서 CT 촬영을 비보험으로 해야 했던 시절도 있었다.

어? 그런데 이 CT 검사가 어느 날 의료보험 혜택을 볼 수 있게 되었다. CT가 돈이 되는 비보험(일반수가)이 아니라 의료보험이 되자 이제 MRI가 등장한다. 두둥. CT는 필요 없고? 응. 돈도 안 되는데 꼭 필요한 경우 말고는 왜 해? 의료보험 안 되는 MRI, 무조건 MRI. 병원은 MRI 검사로 지금 엄청난 수입을 올리고 있다. 이렇게 황금알을 낳는 MRI도 언젠가 의료보험 수가에 해당된다면(조만간 제한적으로 의료보험 혜택을 볼 수 있을 것이라는 얘기도 있긴 하다.) 그때는 무분별한 이런 검사들이 없어질까? 아마 사람 속을 들여다보는 또 다른 검사법이 나올 것이다. 이런 반복은 어떤 식으로든 계속될 것이다. 돈을 벌려고 머리를 굴리는 의사들이 있고, 그에 부합해서 움직이는 의료기기 사업자들이 있는 한 이런 상황이 쉽게 변하지는 않을 거다.

정형외과 진료에 X-ray 촬영은 필수일까

정형외과 진료의 시작은 대부분 X-ray 촬영이다. 뭐 누구나 당연하게 받아들이고 있는 진료과정이다. 물론 골절이 의심되는 경우처럼 뼈를 확인해야 할 때는 그런 검사가 필요하다. 그런데 그 외의 경우에도 정말 대부분 환자들에게 기본적으로 X-ray 촬영이 필요할까? 그렇지 않다. 정형외과에서 다루는 증세들은 대부분 근육이나 힘줄 등의 연부조직 문제이고 뼈와 관련된 경우는 거의 없다. 뼈 자체에서 통증을 일으키는 병은 희귀한 몇몇 질병 빼고는 없다. 그런데 의사들은 마치 대부분의 증세가 뼈와 관련 있는 것처럼 설명하고 X-ray 검사를 남발한다. 대표적으로 허리, 어깨, 무릎 등의 증세는 모두 뼈와 관계없는 연부조직의 문제여서, 눈으로 관찰하고 손으로 만져 증세의 원인을 진찰

해낼 수 있다. 극히 제한적인 정보만 주는 X-ray 소견보다는 사람이 하는 진찰과정이 훨씬 정확하고, 그런 과정을 통해 더 많은 정보를 얻을 수 있다. 눈으로, 손으로 하는 진찰이 더 중요한 이유이다.

어떤 환자들은 내가 진찰하고 나서 설명을 하기 시작하면, "X-ray도 안 찍고 진찰하느냐"면서 의아해한다. "뼈와는 관계없는 증세라서 그런 검사는 필요없다"라고 말하면, 진료실을 나가면서 돌팔이니 이상한 병원이라느니 하면서 불신한다. 물론 대부분의 환자들은 눈으로, 손으로 하는 진찰에 만족하고, 다른 병원에서 듣지 못한 더 많은 정보를 얻어 가며 신기해한다. 어떤 환자는 고맙게도 나에게, 아니 다른 의사들은 이런저런 검사를 해서 돈을 많이 버는데 선생님은 뭐 해가지고 돈을 버느냐고 물으며 걱정을 해주기도 한다.

걱정 마시라. 나는 환자의 등골을 파낸 돈이 아닌, 떳떳한 돈으로 잘 먹고 잘 살고 있다.

인공관절은 만능인가

무릎관절염이나 고관절에 쉽게 시행되는 인공관절 수술은 환자들이 생각하고 기대하는 것처럼 만능은 아니다. 아무리 최첨단의 기술을 사용해도 기계는 기계이지 사람의 관절과 똑같지는 않다. 기계이다 보니 여러 문제점을 안고 있다. 대표적인 것이 관절운동 제한이다. 무릎을 예를 들면, 인공관절 수술 후 완전히 쪼그려 앉는 동작이 안 되는 경우가 많다. 수술 후 몇 개월은 결과가 좋다가도 다시 원래 증세가 생기는 경우도 있다.

진료실에서 만나는 환자들 중에는 안타까운 사례가 많다. 무릎 수술을 했는데도 계속 아프다든지, 관절운동이 제한되거나 불안정해서 수술 전보다 더 힘든 경우들이다. 환자들은 "이럴 줄 알았으면 수술을 안 하는 건데"라고 후회한다. 만약 무릎 인공관절 수술을 계획하는 환자라면 이런 사실들을 꼭 알아야 된다. 수술 전에 친절하게 수술 후 문제점을 설명해주는 의사는 별로 없다. 수술이 마지막 선택이고, 수술하면 다 좋아질 것처럼 말한다. 더 안타까운 일은 아직 멀쩡한 무릎을 가진 환자에게 지금 당장 아프다는 이유로 수술을 서두르라고 하는 것이다.

고관절은 무릎보다는 수술 대상이 되는 경우를 잘 구별해서 수술하기 때문에 결과가 좋은 경우가 많다. 대퇴골두의 무혈성 괴사나 대퇴골 경부 골절 등은 인공수술로 좋은 결과를 얻을 수 있고, 환자 만족도도 높다. 그런데 고관절에서도 인공관절 치료를 선택하는 데 주의해야 할 증세가 있다. 퇴행성 골관절염은 고관절에 오는 다른 병들보다는 비교적 흔한 소견인데 이때도 무조건 인공수술을 권하는 경우가 많다. 그런데 고관절의 퇴행성 골관절염은 관절간격(joint space)이 유지되어 있고 운동범위가 좋기만 하면 수술 없이도 평생 자기 관절로 잘 살 수 있는 경우가 많다.

만약 병원에서 고관절의 퇴행성 골관절염이라는 진단을 받고 수술을 권유하면 관절 간격은 괜찮은지 꼭 물어봐야 된다. 관절 간격이 괜찮은데도 꼭 수술을 해야 한다는 의사의 말은 무시해도 괜찮다. 이런 퇴행성 골관절염의 경우는 제한된 고관절 운동범위를 적극적인 운동을 통해서 넓히고, 아픈 엉덩이와 서혜부(사타구니)를 두들겨주거나 지압봉으로 굳어진 근육을 부드럽게 하면 통증도 없어지고 수술할 필요도 없어진다. 물론 정기적으로 고관절의 변화를 관찰하는 X-ray 검사는 필요하다. 이런 정기적인 검사도 증세가 안정되고 나면 굳이 할 필요는 없다.

골다공증의 비밀

골다공증의 검사나 치료는 골다공증을 검사하는 장비 제조업체, 제약회사 그리고 의사에게 제일 많은 도움이 된다. 그렇다면 골다공증 치료를 직접 받는 수많은 환자들은 어떤 도움을 받고 있을까? 아무것도 없다. 골다공증 환자들은 돈과 시간을 빼앗기면서 여러 업자들의 먹이가 되고 있는 것뿐이다. 알고 보면 이들은 환자도 아니다. 그러니 애초부터 골다공증 치료라는 것도 필요가 없다는 말이다.

늙어가면서 뼈가 약해지는 변화인, 이름하여 '노인성 골다공증'은 심각하게 걱정해야 할 병이 아니다. 병이라기보다는 뼈가 늙어가는 과정을 표현한 단어일 뿐이다. 젊은 사람에 비해 늙은 사람은 모든 신체기관의 성능이 떨어진다. 뼈도 마찬가지로 젊은 시절에 비해 골밀도가 낮아지고 약해진다. 이는 지극히 자연스럽고 정상적인 변화이다.

의사들이 골다공증을 설명할 때 골밀도 비교 기준은 30세 전후 건강한 남성의 평균수치이다. 사람의 일생 중에서 제일 튼튼한 시기의 뼈와 노인들의 뼈를 비교하면 당연히 낮은 골밀도의 검사결과가 나오기 마련이다. 이렇게 해서 나온 골밀도 수치를 가지고 '골다공증'이라는 병명을 갖다 붙인다. 그리고 골다공증으로 결국에는 뼈가 부러져 사망에 이를 수도 있다는 무시무시한 경고를 하면서 노인들의 지갑을 열게 한다. 그러면 이들이 설명하는 대로 골다공증을 치료하면 골밀도가 좋아질까? 나는 아직 그런 결과를 보지 못했다.

치료 초기에는 약간의 변화가 있기도 하지만 지속적인 효과는 없다. 나이가 들어가면서 자연스럽게 진행되는 골밀도 감소를 지연시키는 효과도 없다. 반대로 이런 자연스러운 뼈의 대사과정을 방해해서 혼란을 일으키는 골다공증 치료는 여러 가지 부작용만 일으키게 된다. 치료 효과도 없고 검증된 결과도 없는 골다공증 치료를 왜 할까? 돈 때문이다. 이런 논리라면 앞으로 이마의 주름도 대대적으로 치료에 나서야 되고, 검버섯도 치료 안 하면 큰일 나고, 중년 이후 남자의 성호르몬이 줄어드는 것도 큰 병이고, 여성들의 폐경은 죽음으로 이끄는 무시무시한 병이라고 할 수도 있겠다.

나는 노인성 골다공증이 침묵의 살인자이고 그래서 무시무시한 병이라는 경고도 우습지만, 엄숙한 얼굴로 심각하게 경고하는 의사들이 골다공증보다 훨씬 더 무시무시하다. 뼈 건강을 위해서는 골다공증이라는 단어를 머릿속에서 아예 지워버리고 꾸준한 운동, 균형 잡힌 영양섭취에 투자하는 것이 훨씬 효과적이다. 그것이 요즘 말로 가성비 높은 알짜배기 투자이다.

근력운동의 목표

30~40대의 비교적 젊은 사람들은 굳이 근력운동이라는 것이 필요하지 않을 수도 있다. 그렇지만 50대부터는 사정이 다르다. 여자들도 그렇지만 남자들도 50대부터는 현격히 근육의 양이 줄어들고 기능이 떨어지게 된다. 여자이건 남자이건 늙어가는 것을 막는 방법은 없다. 뭐, 우리가 잘 알고 있는 진시황이 찾던 불로초라는 것도 없다. 그런데 건강하고 아프지 않게 늙어가는 방법은 있다.

바로 열심히 근력강화 운동을 하는 것이다. 나이가 들어도 근육운동은 하는 만큼 반응이 온다. 그렇지만 이런 근력강화 운동이 누구에게나 쉽지는 않다. 최전성기의 30세 전후 남자들은 8~10주 정도 열심히 운동하면 근육이 증가된다고 알려져 있다. 30세에서 멀어져 있는 50대 혹은 60대 이상의 사람들에게 근력강화는 쉽지 않은 일이다. 그리고 근육 강화 이후에도 계속적인 관리로 유지를 해야 한다.

그렇지만 늙었다고 해서 이런 근육운동이 불가능한 것은 절대 아니다. 나는 환자들에게서 "늙어가면서 뭘 먹으면 몸에 좋은가요"라는 질문을 자주 받는다. 그러면 우리가 일상적으로 하는 식사 외에 흔히 복용하는 건강보조약품들도 일부 도움이 되긴 하지만, 근육을 구성하는 주요 성분인 단백질과 물을 많이 먹으라고 권한다. 그리고 걷기, 등산 등의 운동도 도움이 되지만 헬스장에 가서 운동하는 양을 늘려 가라고 말한다.

대부분의 노인들은 헬스장에 가라고 하면 부담스러워 한다. "운동할 줄도 모르는 데 가서 뭣하냐"면서 말이다. 나는 이런 노인들에게 헬스장에 가서 익숙하고 하기 쉬운 러닝머신이나 실내자전거 타기 등의 운동은 나중에 하고, 우선 근력운동부터 하라고 말한다. 가능하면 젊은 남자들이 하는 근력운동을 곁눈질로 보고 제일 가벼운 무게로 따라 하라고 말한다. 좀 용기를 내서 그 젊은 사람들이 하는 운동이나 기구 사용법을 물어보라고 한다. 이렇게 질문을 하면 젊은 사람들은 대부분 지나치다 싶을 정도로 자세하게 가르쳐준다.

제일 좋은 방법은 돈과 시간을 들여서 헬스장 내에서 개인강습을 받는 것이다. 노년에 제일 비싼 호텔비용은 병원 침대라는 우스갯말도 있지만, 지금 노년을 대비해서 운동에 투자하여 평생 근력운동을 하면 병원 침대는 거의 사용하지 않을 가능성이 많아진다. 그리고 근력운동의 목표는 몸짱이라든지 흔히 말하는 근육돼지나, 파워리프팅을 하는 사람처럼 무거운 무게를 남보다 더 잘 들어 올리는 것이 아니다. 가벼운 무게로 반복횟수를 늘려가며, 각 근육의 수축과 이완 자극을 최대로 훈련하며 부상 없이 근력을 강화시켜 나가는 것이 안전하고 좋은 방법이다.

이렇게 우리의 일상에 필요한 생활근육부터 활성화시키고 기능을 좋게 하는 것이 중요하다. 고중량의 무게 저항을 이겨내는 것이 아니라 자기 몸무게 저항을 쉽게 해서 노년으로 갈수록 일상의 모든 움직임을 가능하게, 쉽게, 안 아프게 할 수 있도록 하는 것이 근력운동의 목표이다.

무릎이나 허리가 아플 때 술은 해롭나요

술이 해로운지 어떤지 물어보는 환자들은 의외로 많다. 우리 일상에서 함께할 일이 많으니까 당연한 질문이다. 나는 환자들에게 술은 금기해야 할 것은 아니라고 설명한다. 그러면 환자들은 "아, 그렇군요"라고 좋아라 한다. 다른 의사들은 술이 해롭다고 하면서 절대 금주를 강조하더라고 말하면서 억울해한다.

그렇다고 술이 좋으니까 마시라는 뜻은 아니다. 술 자체는 허리나 무릎 통증과 관계가 없지만, 술을 마시는 상황이 오래 앉아 있는 경우가 많기 때문에 주의해야 한다. 특히 어떤 식당은 바닥에 앉아 있어야 하고, 테이블 의자가 있는 식당이라도 장시간 같은 자세로 있는 것은 해롭다. 나이에 따라서 기준이 다르긴 하지만 평균 30분 정도 앉아 있으면 근육이나 관절에 긴장이 생겨난다. 때문에 술자리에서 30분쯤 지나면 한 번 정도 일어났다가 다시 앉는 것이 좋다. 이 정도로 관리만 해줘도 도움이 된다.

환자가 아프다고 하면 가족이나 주위에서 진심으로 걱정해줄까

내가 알기로는 끝까지 환자를 위해서 진심으로 걱정해주는 사람은 거의 없다. 가족이든 남이든 마찬가지이다. 증세의 초기에는 관심을 가지는 것 같지만, 대부분의 퇴행성 변화로 생기는 통증이나 불편감은 오랜 세월 계속 진행되는 것이라서 나중에는 누구한테도 관심을 받기 힘들어진다. 그래서 가까운 가족들에게조차도 아! 왜 아프냐고, 듣기 싫다, 늙으면 다 그렇다, 그만 징징대라 등등의 반응을 받기가 십상이다.

그래서 점점 귀찮은 존재로 되어가고 서럽게 늙어가는 경우가 대부분이다. 환자 자신도 힘들겠지만 보호자의 입장도 이해가 가는 점이 많다. 왜냐하면 많은 시간과 돈을 들여서 좋다는 치료를 다 해봐도 노인성, 퇴행성 변화로 인한 허리, 어깨, 무릎 등의 증세들이 쉽게 낫지 않기 때문이다. 마지막으로 수술을 결심하고, 큰맘 먹고 돈과 시간을 투자해 치료해봐도 낫지를 않는다. 이런 상황이니 환자도 보호자들도 지치게 마련이다.

반대의 경우, 평생 못 고칠 줄 알았던 병을 스스로 고쳐나가게 되고, 걷지 못하던 사람이 잘 걷게 되고, 몸 여러 곳의 움직임이 좋아지면 환자의 자신감이 생겨나면서 달라지게 된다. 왜냐면 상업적인 병원의 치료법과는 달리 주체적으로 자신의 증세를 고치고 관리해나가는 것이기 때문이다. 나의 설명을 믿고 따라서 자신의 힘으로 자신의 몸을 치료, 관리해나가는 환자들은 "다시 인생을 사는 것 같다"면서 좋아한다.

치료를 포기하고 지쳐 있던 보호자들도 덩달아 신기해하며 좋아한다. 비용도 거의 안 들고, 스스로 고치는 것이기 때문에 병원에도 안 가도 되고, "이럴 수가 있냐"며 가족들이 좋아한다. 환자 자신도 좋아지고 가족들도 좋아하는 새로운 세상을 살아가게 된 것이다. 여러분이라면 어느 쪽을 택할 것인가.

정형외과 의사는 근육과 관절 사용법을 잘 알고 있을까

근육과 관절의 증세들을 주로 다루는 정형외과(혹은 다른 과 의사들도) 의사들이 근육과 관절의 사용법을 잘 알고 있거나 실제로 잘 사용하고 있는 경우는 드문 것 같다. 물론 의사들은 근육·관절의 이름이나 기능에 대해서는 의학서적을 통해서 배워 잘 알고 있다.

문제는 실제로 의사 자신이 근육이나 관절을 전문적으로 직접 사용하고 관리해서 그 기능들을 경험해보고, 어떤 통증이나 불편감을 겪어본 일이 거의 없다는 점이다. 또 세월이 흘러서 생기는 퇴행성 변화로 인한 증세들은 젊고 건강한 의사들은 전혀 직접 느낄 수 없는 미지의 세계이기도 하다.

이렇게 생각해보자. 자동차 정비사가 자동차 부속의 이름이나 그 기능들을 달달 외우고는 있는데 막상 자동차를 운전해본 경험이 없다. 혹은 각각의 기능을 사용해본 적이 없다. 그렇다면 이 사람은 정비사로서 자격이 있을까?

정형외과 의사가 근육과 관절의 이름과 기능을 달달 외우고는 있지만 구체적으로 쓰는 법을 모르거나 직접 사용해보지 않았다면 근육과 관절 전문가라고 할 수 있을까. 실제로 모든 운동을 다 경험해볼 수는 없는 일이지만, 전문가라면 걷기, 달리기, 등산, 수영, 요가, 헬스장에서의 여러 근력운동 같은 대중들이 흔히 하는 운동 정도는 직접 경험해봐야 한다. 일상생활 속에서 쓰이는 여러 움직임을 근육과 관절을 연관시켜서 공부하고 생각해 보고 나서야 진정한 근육과 관절의 전문가라고 말할 수 있을 것이다.

의사 자신이 운동이나 생활근육들의 기능을 잘 모르니까 환자가 어떤 운동이나 동작을 하고 난 뒤에 아프다고 호소하면 무조건 "운동하지 마세요. 쓰지 마세요"라고 말할 수밖에 없는 것이다. 이런 경우, 환자가 호소하는 그 근육의 문제점을 관찰하고 확인한 다음, 그래서 지금 이런 증세가 있고, 이 상황에서는 어떤 범위 내에서 근육을 사용하고, 앞으로는 운동이나 생활동작을 할 때 어떻게 근육을 관리함으로써 증세를 개선할 수 있는지 그 방법에 대해서 설명해주는 것이 진짜 진료이다.

좋은 설명은 쉽게 하는 것이다

내용을 쉽게 이해하도록 전달하는 것이 좋은 설명이지, 내용은 없이 어려운 제목이나 이해 안 되는 전문용어를 나열하는 것은 좋은 설명이 아니다. 거짓말을 할 때는 말이 많아지고 과장된 허풍 등이 필요하게 된다. 정말 필요한 설명은 간단하고 이해하기 쉽다. 진실한 것은 너무 단순해서 오히려 어설프게 보일 수도 있다. 더 이상 덧붙이거나 꾸밀 필요가 없기 때문이다.

거짓이나 허황된 것들은 일단 말이 많고, 무수한 이론이 있다. 엉터리는 상대가 쉽게 속아 넘어가게 하기 위해서 과대포장, 화려한 꾸밈, 거대해 보이기 위한 부풀리기, 그럴싸한 이론들이 필요하다. 절묘한 사기 기술들이 그러하듯 말이다. 어려운 병명이나 전문적인 용어를 남발하며 비싼 검사와 쓸데없는 수술을 해대는 병원과 의사들을 조심하자!

환자들에게 제일 필요한 것은 무엇일까

환자들에게 제일 필요한 것은 증세의 해결이다. 너무나도 당연한 것 같지만, 현실은 그렇지 않다. 환자가 우선이기보다는 비싼 검사가 우선이고 비싼 치료가 우선이다. 복잡한 절차도 거추장스럽게 따라붙고 말이다. 검사나 치료의 결과보다는 검사나 치료의 결과로 생기는 수입을 최우선으로 하는 상업적인 의사들이 의외로 많다.

마치 의사를 위해서 환자들이 있는 것처럼 환자 위에 군림하는 잘난 의사들이 있다. 의사는 환자를 위해서 있는 것이고, 굳이 위치를 따지자면 환자 위가 아니라 환자의 아래에 위치하거나, 적어도 같은 위치에 있어야 한다.

대부분의 허리, 어깨, 무릎 관절 통증과 같은 정형외과 증세는 환자 스스로 고칠 수 있다. 문제는 그 방법을 모르거나, 의사가 고쳐주는 병으로 잘못 알고 있다는 것이다. 간단하게 말하자면 이런 증세들은 굳어진 부위를 두들기거나 눌러서 부드럽게 해주고, 관절 체조나 스트레칭을 하며, 열이 나는 부위는 냉찜질을 해서 열을 식히는 방법으로 다 좋아질 수 있다. 시간이 걸리고 괴로움이 따르지만 환자 자신만이 할 수 있는 이런 치료가 근본적인 방법이다.

고마워하는 환자, 욕하는 환자

"고맙습니다. 감사합니다."

오래전에 한 선배 의사가 나의 진료 방법을 배우겠다고 해서 내키지는 않았지만 5일 정도 함께 진료실에서 시간을 보낸 적이 있다. 그렇게 5일간의 관찰수업을 끝내고 식사하는 자리에서 선배가 말했다.

"짧은 시간에 진료의 노하우를 알 수는 없었지만, 진료를 끝낸 환자들이 한결같이 감사합니다, 고맙습니다, 라고 인사하면서 진료실을 나가는 것이 무척 인상적이었다."

나는 너무 익숙해져 있어서 못 느꼈던 부분인데 선배의 말을 듣고 보니 그런 것도 같았다. 그런 이후 실제로 많은 환자들이 진료실을 나서면서 "고맙습니다, 감사합니다"라는 인사를 한다는 것을 알게 되었다. 환자들이 고마워하는 이유는 여러 가지 있겠지만, 싼 진료비에 비해 많은 정보를 얻고, 다른 의사들의 설명으로 잘못 알고 있었던 생각을 바꾸고, 그래서 증세의 호전을 경험하고, 스스로 고쳐나갈 수 있다는 자신감을 가지게 된 때문이 아닐까.

내 진료실을 방문한 환자들에게 두들겨라, 오래 습관처럼 아프도록 두들겨라, 라고 설명하면 이해하고 고마워하는 환자들이 대부분이다. 그런데 가끔 돌팔이라고 욕하는 환자도 있다. 아픈데 더 아프게 두들기라고? 의사가 고쳐주는 게 아니고, 나보고 고치라고? 당장 낫는 게 아니라 이걸 평생 하라고? 이런 생돌팔이가 있나 하면서 말이다. 나를 욕하는 환자, 못 미더워하는 환자들을 나는 이해한다.

어쩌면 당연한 반응일 수도 있다. 기득권을 가진 의사들의 기존 설명에 너무나 익숙해져 있는 환자들은 쉽게 받아들일 수 없는 내용들이기 때문이다. 나의 치료법을 믿고 따라준 수많은 환자들이 증세 호전을 경험하고, 자신감을 갖게 되면서 주위 사람들에게 "이런 치료방법이 있다, 우리가 알고 있던 것들이 엉터리가 많았더라"라고 말해주면, 호기심을 갖고 긍정적인 반응을 보이는 사람도 많다. 반면 "에이, 그 의사 정형외과 전문의 맞나? 그럴 리가? 못 믿겠다"라고 부정적인 반응을 보이는 사람도 있어 환자들이 답답하다는 말을 전해 오기도 한다.

나는 꽤 오랜 세월 이런 설명을 해오면서, 싼 치료비와 효율적인 치료방법으로 많은 환자들의 신뢰를 받게 되었다. 믿고 따르는 환자들이 나는 고마울 뿐이다. 세상 모든 사람들이 내 말에 귀를 기울일 것이라는 기대는 접은 지도 오래됐다. 그렇지만 한 명의 환자에게라도 더 도움을 주기 위해 앞으로도 계속해서 힘써 설명하고, 글도 남길 것이다. 나에게 오래오래 살아서 계속 진료해야 된다고 말하는 환자들이 많다. 나는 열심히 운동하고 잠도 잘 자고 건강한 시간을 보내면서 오랫동안 진료를 계속 이어가려고 노력할 것이다.

익숙한 사고에서 벗어나는 것은 쉽지 않다. 고정된 틀 속에서 벗어나 새로운 시각을 갖는다는 것은 더 어려운 일이다.

에필로그

허리디스크나 척추관협착증 환자의 아프거나 저린 부위를 눌러주거나 두들기고 스트레칭을 하면 증세가 잠시 좋아진다는 여러 환자의 말을 무심코 흘려듣기만 했다. 그러다가 왜 근육을 부드럽게 하는 것이 증세 호전과 관계가 있을까 하는 의문이 들었다.

그런데 나 자신도 이런 증세들로 불편했기 때문에 나도 모르게 아프거나 저린 부위를 두들기고 눌러주고 하면서 증세가 좋아지는 것을 직접 체험했다. 그래서 다른 환자들에게도 조심스럽게 이런 방법을 권유하였고, 마찬가지로 증세가 호전되는 것을 경험하였다. 십수년에 걸쳐 수많은 환자들에게 반복 적용하고 이를 관찰한 결과, 우리가 상식적으로 알고 있던 디스크나 협착증과는 무관한 근육의 문제라는 것을 확인하게 되었다.

그렇지만 이는 내가 당연히 그렇다고 알고 있던 교과서적인 내용을 부정해야 하고, 많은 동료의사들이 관행으로 하고 있는 치료법들도 부정해야 하는 일이었다. 이런 상황에서 수많은 날들을 고민하며 괴로워했다. 혹시 내가 정신이 나간 것은 아닌지 하는 생각까지 했다. 생각 또 생각, 관찰 또 관찰을 할 수밖에 없었다. 그렇게 하나씩 퍼즐을 맞춰 나가면서 확인을 하였다.

지금도 허리디스크, 척추관협착증을 진료하는 의사들의 고민은 왜 잘 낫지 않는가? 하는 것일 게다. 전문의사들이 아닌 다른 치료자들이 설쳐대도 뚜렷하게 대처할 이론적 근거가 없는 것이 현실이다. 이제는 우리가 배워왔고 당연하게 그렇다고 알고 있던 허리디스크나 협착증에 관한 생각을 바꿔야 한다. 목디스크라고 부르는 경추간판탈출증에 대해서도 마찬가지이다. 익숙한 사고에서 벗어나는 것은 쉽지 않다. 고정된 틀 속에서 벗어나 새로운 시각을 갖는다는 것은 더 어려운 일이다.

지금 의료계에서 환자들에게 설명하고 있는 지배적인 논리 가운데 어떤 것들은 엉터리이고 의료진의 상상에 불과할지도 모른다. 상업적인 논리로 교묘하게 무장된 것일지도 모른다. 기득권 세력들이 행하는 의료행위가 다 옳은 것일 수는 없다. 의사들의 세계도 그렇고, 전통의료를 주장하는 상업적인 한의사들, 의료에 참가하는 사이비 의료인들의 장사꾼 같은 사업들도 마찬가지이다.

약해질 대로 약해진 환자를 이용해서 증세를 해결하기보다는 돈을 벌기 위해 노력하는 방법은 너무도 다양한 것 같다. 과연 이런 상황들이 변할 수 있을까? 아마도 지금 세상에 손에 쥔 황금을 놓아버릴 의사들은 별로 없을 것이다. 그래도 나는 꿈꾼다. 허리디스크니 척추관협착증이라는 병명이 사라지는 날을. 어깨 회전근개 파열, 무릎의 연골 파열 같은 말들이 사라지는 날을. 상업적인 척추 시술, 무릎 시술 등등이 사라지는 날을.

쉽게 바뀌지 않는 세상의 다른 관행들을 보면 이런 날이 오기까지는 아마도 백 년이 넘게 걸릴 수도 있을 것이다. 그래도 그날이 올 때까지 나는 계속 노력할 것이다.

이 책은 사람들에게 엉터리 진료와 비도덕적이고 상업적인 의술을 알리고, 그 해결책을 설명하는 내용이다. 먼 미래에는 이 책의 내용이 가치 있는 과거의 기록으로 남아 긍정적으로 평가받기를 바라본다.

수술 권하는 정형외과의 비밀

초판 1쇄 발행 2022년 8월 5일
5쇄 발행 2024년 9월 13일

지은이 황윤권
펴낸이 강수걸
편집 강나래 오해은 이선화 이소영 이혜정 김효진 방혜빈
디자인 권문경 조은비
펴낸곳 산지니
등록 2005년 2월 7일 제333-3370000251002005000001호
주소 부산시 해운대구 수영강변대로 140 BCC 626호
전화 051-504-7070 | 팩스 051-507-7543
홈페이지 www.sanzinibook.com
전자우편 sanzini@sanzinibook.com
블로그 sanzinibook.tistory.com

ISBN 979-11-6861-058-3 03510

* 책값은 뒤표지에 있습니다.
* 잘못된 책은 구입하신 곳에서 교환해드립니다.